Le MALHEUR INUTILE

À mes petits-enfants,
Rosalie, Lou et Simon

« Fuir, mais en fuyant, chercher une arme. »
Gilles DELEUZE, citant George Jackson,
Critique et clinique.

« Pourquoi vivre ne semble pas nous suffire ? »
Wajdi MOUAWAD, *Racine carrée du verbe être.*

Préface

Et si les « psys », psychologues, psychiatres, psychanalystes, n'avaient pas pour mission première de soigner « les fous », mais d'accompagner des « bien » portants ? Et si « aller bien » était de plus en plus difficile dans un monde qui va mal ? Et si la douleur de l'âme était signe de santé, de santé profonde, bien plus qu'un « bonheur » personnel indifférent aux profonds dérèglements du monde ?

Avec l'attention fraternelle et passionnée de quelqu'un qui cherche à « entendre » et pas seulement à écouter, avec, loin de la morgue d'un « sachant », l'humilité d'un « bricoleur », un certain Alain, membre de la même espèce que vous et moi, celle qu'on appelle

« humaine », et par ailleurs médecin très « reconnu », comme on dit, vous raconte ici des parcours de vie dans la Vie d'aujourd'hui. Et tente, chemin faisant, de répondre aux questions clés précédemment posées. En acceptant de remettre en cause un demi-siècle de pratique et d'enseignements reçus.

Malaise dans la civilisation.

Ce livre a bouleversé le « professionnel du bonheur » que je suis, le rieur perpétuel, le roi de la méthode Coué. Et conforté ma conviction de romancier : nous sommes tous et toutes des *personnages* infiniment singuliers, engagés, engagées, chacun, chacune, dans une histoire qui nous dépasse.

Lisant ces pages, souvent les larmes aux yeux, j'ai pensé aux nouvelles de Tchekhov, cet alliage mystérieux de diversité des parcours et de communauté de destin. Et me suis souvenu du vers d'Aragon : « eux qu'on avait habillés pour un autre destin » (*Il n'y a pas d'amour heureux*). Comment exercer au mieux cette activité que Cesare Pavese avait le mieux baptisée : le métier de vivre ?

Le malheur inutile. Ainsi s'appelle ce texte.

Les « crises de l'énergie » (le manque de gaz russe, les risques du nucléaire, la malfaisance du charbon) sont plus profondes qu'on ne croit et nous frappent à toutes les échelles : nationales, continentales, et bien sûr personnelles. À toutes ces échelles s'applique la double consigne : trouver de nouvelles sources (pour éviter les dépendances) et surtout débrancher les appareils inutiles (pour réduire sa facture).

L'âge m'étant venu, je sais que l'horreur existe. Mais je sais aussi comme nous avons un génie très particulier pour nous tromper de guerre, et d'ennemis.

Pour éviter d'affronter les « vrais » malheurs, nous en fabriquons de faux.

Voyons comment retrouver notre liberté.

Erik Orsenna

Introduction

Le 6 janvier 1941, Franklin Delano Roosevelt écrivait :

« Les choses essentielles que notre peuple attend de son système économique et social sont simples. C'est :

l'égalité des chances pour les jeunes et pour les autres ;

du travail pour ceux qui peuvent travailler ;

la sécurité pour ceux qui en ont besoin ;

la fin des privilèges réservés à quelques-uns ;

la sauvegarde des libertés individuelles pour tous ;

la jouissance des fruits du progrès

scientifique, grâce à un niveau de vie plus élevé et en constante augmentation.

Telles sont les choses simples et fondamentales, que l'on ne doit jamais perdre de vue dans l'agitation et l'incroyable complexité de notre monde moderne. »

Quatre-vingts ans plus tard, la presse américaine écrit chaque mois la chronique d'une guerre civile annoncée : la démocratie américaine ne fonctionne plus.

Quatre-vingts ans plus tard, trente-huit millions d'Américains démissionnent de leur poste pour vivre « autre chose ».

En France, deux personnes sur trois disent qu'elles aimeraient changer de vie, faire moins de compromis, se réinvestir dans des métiers porteurs de sens. Le passage à l'acte est risqué. Beaucoup préfèrent tenir jusqu'à l'épuisement, car « un tiens vaut mieux que deux tu l'auras ».

Je ne suis ni politologue, ni journaliste, ni sociologue, ni anthropologue : je suis psychiatre.

Alors pourquoi m'intéresser à ce phénomène ?

Pourquoi publier ce livre ?

Parce qu'à la périphérie de mon champ de compétence, un territoire ne cesse de se développer, celui des troubles dits de l'adaptation.

Exercer la psychiatrie n'a jamais été, sauf pour les imbéciles heureux, une longue pratique tranquille. Les remises en question des modes de pensée et des théories sous-jacentes constituent une hygiène permanente de ma vie professionnelle. Parfois les modèles manquent.

La psychiatrie actuelle ne concerne plus seulement les « fous » ou plus respectueusement les personnes atteintes de psychose, de troubles de l'humeur, de troubles anxieux… Elle concerne des êtres responsables, aux prises avec des décisions dont la dimension politique ne cesse de croître, même si en France le phénomène n'atteint pas les niveaux observés aux États-Unis.

Les inadaptations sont multiples, en relation aux managements inadaptés, à la perte de sens de nombreuses fonctions professionnelles, à l'accélération généralisée des échanges, à l'avalanche d'informations, au creusement des inégalités, aux injustices de la justice, aux fins de vie indignes, plus récemment aux effets de la pandémie liés au COVID.

En toile de fond, les domaines de la santé, de l'éducation, de la justice, de l'agriculture, de l'industrie sont en crise et demandent des investissements très importants pour s'adapter au monde qui vient. Le réchauffement de la planète est une menace majeure. Le « quoi qu'il en coûte », immense filet de survie, a évité l'effondrement à court terme de la société, mais n'a permis, dans aucun des domaines sus-cités, les réformes structurelles et les investissements nécessaires.

Prendre en charge les citoyens affectés par ces troubles adaptatifs nécessite des connaissances médicales et psychiatriques, mais exige simultanément d'élargir la réflexion à l'ensemble des problèmes sociaux qui ne sont pas le cœur de mon métier.

Beaucoup de personnes que je reçois ne sont pas malades. Si elles souffrent mentalement, c'est en raison de problèmes relatifs à l'économie, à l'organisation sociale, à une culture de surconsommation, mais aussi à la représentation qu'elles se font des problèmes réels.

Pour y faire face, j'ai le sentiment de bricoler, de sortir de mon champ de compétence. Un médecin psychiatre soigne avec des médicaments et des psychothérapies des patients atteints de maladie psychique or, je le redis, les patients que je reçois aujourd'hui ne sont pas malades, ils souffrent. Ils souffrent de leur environnement et j'essaie donc de réinventer une pratique de soins adaptée à leurs besoins.

Le plus souvent les personnes en souffrance confondent deux niveaux d'effort.

Le premier est un effort militant, citoyen, pour lutter dans la réalité du monde, contre les injustices et les incohérences qui assaillent ces personnes. Ce niveau de lutte est parfois prioritaire, car la réalité externe est objectivement invivable.

Le second effort est interne et porte sur la lecture que chacun fait de sa vie en crise. Il s'agit moins d'analyser l'extérieur que la manière dont chacun traite et interprète cette réalité. Ce second type d'effort est difficile et ne peut être fait seul. Il s'agit de distinguer la réalité objective et ce que chacun « croit être » la réalité.

Ces deux efforts doivent se coordonner.

Prescrire seulement des médicaments me semble de plus en plus souvent constituer une solution facile, inadaptée, insuffisante, sauf, bien entendu, lorsque la sévérité des troubles empêche de penser et de réfléchir à la situation. Prescrire pour « tenir plus longtemps » n'est pas une solution durable.

L'ensemble de ces souffrances peut être réduit, il s'agit d'**un malheur inutile**. Je ne veux pas dire par là qu'il existerait un malheur utile mais, contrairement à ce que l'on pourrait croire, certains sont évitables.

Depuis quelques années, un mot est à la mode, l'anomie, du grec *anomia,* « l'absence de lois ». Pour le *Larousse*, l'anomie est l'état de déstructuration d'une société dû à la disparition partielle ou totale des normes et des valeurs communes à ses membres. L'un des fondateurs de la sociologie, Émile Durkheim, concevait cela comme un état pathologique de la société.

Depuis quelques années chacun a le sentiment de vivre la fin d'un cycle ou d'une période. Le futur n'est pas encore défini. Dans ce monde en gésine, un malaise de l'adaptation affecte les individus. Les transformations rapides ont pris par surprise les divers acteurs de la société. Il n'est peut-être pas surprenant qu'un psychiatre, à l'image de tout un chacun, se sente perdu. Perdu ou impuissant ?

Je pense, dans chacune des situations exposées dans ce livre, avoir tenté d'en saisir les particularités. J'espère que chacun s'est senti « entendu », pas seulement écouté.

Les dysfonctionnements actuels sont sans doute trop nombreux pour que chaque personne, en tant que sujet singulier, puisse rapidement retrouver sa « juste » place.

Pris dans le tourbillon qui désorganise les lignes, mon rôle est peut-être seulement de permettre à mes « visiteurs », dans un lieu tranquille, à l'abri du tumulte, qu'une sorte d'affolement se dise. Et surtout qu'il puisse être nommé sans qu'obligatoirement une prescription s'ensuive (ce qui validerait un état pathologique).

Mon nouvel exercice consisterait donc à aider des individus plutôt sains à s'adapter à une société malade ?

Ce n'est pas mon cœur de métier, je m'adapte et je tente de servir… en écrivant et en aidant chacun à trouver sa solution.

Aider « autrement »
Jean

Depuis un demi-siècle Jean est mon ami.

Depuis cinquante ans, je suis l'ami de Jean.

Nous nous sommes connus à l'hôpital. Il était visiteur médical, j'étais interne en psychiatrie.

Le courant est passé entre nous dès sa première visite. Nous avions parlé de tout sauf de l'antidépresseur dont il était censé me vanter les mérites. Il se présentait à l'époque comme une sorte de Moustaki sans guitare, mais plein d'histoires et de rêves. Cheveux blancs déjà, regard bleu, j'avais compris très vite qu'il n'était pas heureux dans ce métier difficile pour un idéaliste. Il aurait aimé être jardinier !

Après quelques mois, la réalisation de ce rêve avait été rendue possible grâce à la compréhension du DRH dans le laboratoire familial qui l'employait. À l'époque, le paternalisme avait du bon, Jean avait pu bénéficier d'une formation en cours d'emploi et avait obtenu, en deux ans, son diplôme de jardinier paysagiste.

Il n'avait oublié ni mes encouragements, ni mes conseils pour profiter de cette facilité. Depuis il était devenu l'homme qui plantait des arbres… Il en avait planté en Île-de-France, en Algérie pendant quinze ans, au Mali où il avait rencontré Pierre Rabhi, l'homme aux colibris. Ensemble, ils avaient œuvré dans tous les champs d'Afrique, développant, bien avant l'heure, des techniques biologiques locales. Un jour, dans une roseraie à Ghardaïa, il m'avait expliqué ce qu'il était possible d'améliorer en adaptant aux régions les cultures, les exploitations, les arrosages.

En Algérie, il m'avait fait visiter les jardins magnifiques qu'il avait dessinés et réalisés. Après une vingtaine d'années d'expatriation, il avait voulu « rentrer », avait demandé à une agence de lui trouver une maison en bordure de l'Adour exposée aux levers et aux couchers de soleil. Il était resté là une dizaine d'années, avait planté dans son jardin une centaine d'arbres fruitiers. Puis il avait divorcé d'une charmante Anglaise qui créait des vitraux. Il lui avait laissé la maison et était parti dans les Cévennes rejoindre son ami Rabhi. Il espérait finir ses jours dans ces lieux superbes. Lorsqu'il s'était installé, il avait tenu à me montrer sa maison et à me présenter Pierre Rabhi. J'avais eu avec cet homme fin et robuste un long entretien de fin du jour. Adossé au crépi de sa demeure, il m'avait parlé de la terre, des sols et des ciels de sa vie. Malgré l'âge et la fatigue, ses yeux brillaient de foi en l'avenir. J'avais eu le sentiment d'écouter un seigneur d'un autre âge, « un homme libre que personne ne sert », comme écrivait Camus.

Récemment, l'ami Jean m'a écrit une courte lettre. Il ne téléphone plus, car son audition déficiente empêche toute vraie conversation. Il me donnait de ses nouvelles. Le moral était mauvais. Il s'adressait à l'ami et au psychiatre.

Pierre était mort, l'enterrement s'était déroulé dans l'intimité la plus stricte, il n'y était pas. Le médecin venait pour la troisième fois de changer ses antidépresseurs. Jean avait l'impression de quitter la raison, il me demandait de venir à son secours, de passer quelques jours avec lui.

Alors je suis là, au Hameau du Buis, un lieu étrange que, l'été, les touristes visitent comme un village gaulois. Étonnés, ils découvrent une communauté chaleureuse vivant de peu. Une boulangerie artisanale centre le village et parfume l'air de la vraie odeur du pain. Aucun arôme artificiel de boulangerie comme à Paris. La maison de Jean est petite, mais les murs épais, le toit végétalisé protègent de la chaleur et du froid. À l'extérieur les saisons se succèdent, à l'intérieur le temps ne passe pas. La nuit, je dors dans la petite loggia qu'il a fait construire à grands frais. Le bois est épais, comme le matelas. Mon vieux copain dort peu, ronfle lorsqu'il dort, lit beaucoup la nuit. Rapidement, il a tenu à ce que nous allions revoir, tout près, la maison de Pierre. L'air est pur, le soleil radieux, la cheminée fume, la pente est raide et justifie sa canne. Un amas de cailloux témoigne de l'histoire du lieu, du moment où ce petit grand Homme a décidé d'ancrer sa vie là plutôt qu'ailleurs. Je repense à une page de René Char.

Un texte écrit par le poète en prélude aux mots de Camus célébrant « la fraternité du soleil » me revient :

« Pourquoi ce chemin plutôt que cet autre ? Où mène-t-il pour nous solliciter si fort ? Quels arbres et quels amis sont vivants derrière l'horizon de ses pierres, dans le lointain miracle de la chaleur ? Nous sommes venus jusqu'ici, car là où nous étions, ce n'était pas possible. On nous tourmentait et on allait nous asservir. Le monde de nos jours est hostile aux transférants. Une fois de plus il a fallu partir... Et ce chemin, qui ressemblait à un long squelette, nous a conduits à un pays qui n'avait que son souffle pour escalader l'avenir. Comment montrer, sans les trahir, les choses simples dessinées entre le crépuscule et le ciel ? Par la vertu de la vie obstinée, dans la boucle du Temps, artiste entre la mort et la beauté. »

Mon ami se fatigue vite. L'homme aux semelles de vent, comme je le surnommais lorsque nous étions jeunes et qu'il parcourait l'Afrique, s'arrête souvent dans les bois de Paillolive.

Il parle, me parle, on se parle en marchant, en se reposant, en se nourrissant, comme ces gens qui entendent mal et préfèrent parler sans cesse pour garder le lien.

La réflexion qu'il me livre est difficile à suivre. Entre souvenirs et bilan de vie, la frontière est poreuse : réchauffement climatique, appauvrissement des sols, disparition des insectes, pauvreté, gilets jaunes, échec de la gauche se mêlent dans un récit qui, sans être une plainte, bombarde d'heure en heure le mur d'optimisme que j'entretiens avec soin. Je l'écoute sans me lasser, j'essaie de l'interrompre en mangeant ou en contredisant franchement ses propos. Dépression ou lucidité ? Mélancolie du vieillard ou paroles du sage ?

Pourquoi m'a-t-il demandé de descendre au milieu de l'hiver ? Jean a roulé sa bosse : vingt-sept mois en Algérie en uniforme, puis une vie « en jardinier ». Il a été quitté, il a quitté.

Il a travaillé pour des ministres, des artistes, des retraités. Il connaît les musées d'Europe, a lu beaucoup de livres... Depuis longtemps il n'est plus dupe de grand-chose, a toujours voté à gauche, sauf la dernière fois ! J'écoute depuis des heures une suite de soliloques, il ne me demande pas d'approuver ses propos ! C'est un théâtre avec un acteur et un spectateur.

Lorsque, lassé de ce long monologue, je l'interromps fermement en saisissant ses bras et en lui disant : « Alors, tu ne crois plus aux lendemains qui chantent ? », ses grands yeux bleus s'immobilisent.

– Alain, pourquoi tu me demandes ça ? Tu sais bien que c'est un devoir d'y croire.

– Mais alors pourquoi me dis-tu tout cela ?

– Parce que toi, à Paris, tu ne comprends rien. Tu ne fais rien. Tu donnes des médocs. Tu lis *Le Monde*. Tu vas voter Macron, et ici on crève.

Je lui demande une pause et propose de revenir en silence. À peine ai-je passé la porte que le procès reprend. La voix est tremblante. La colère est là, l'emportement mal contrôlé.

Je sais qu'il n'a jamais roulé sur l'or, j'ose lui demander où il en est de sa propre vie, au-delà des considérations générales. La réponse fuse :

– Mais mon vieux, où veux-tu que j'en sois ? Tu connais ma situation !

Et cet homme qui a travaillé toute sa vie, qui aujourd'hui encore essaie d'aider un peu ses enfants et petits-enfants, raconte, presque honteux, ses graves soucis d'argent. Le boulanger du Hameau lui offre le bon pain frais quand il en a besoin. Les voisins l'invitent souvent à dîner. Il me dit que dans la région, beaucoup, en particulier les jeunes, tirent le diable par la queue. Ce n'est pas la misère, mais une préoccupation permanente pour finir le mois.

Au Hameau ça va, les nouveaux arrivants sont plus bourgeois que les créateurs…

La maison ne compte qu'une pièce. La table est encombrée de légumes et de fruits. Le bureau est recouvert de journaux, de livres, de factures et de coupures de presse.

Je propose à mon ami de toujours, à mon frère de cœur, de débarrasser la grande table, de la nettoyer, de prendre des feuilles de papier et d'ordonner nos « échanges ».

Écrire le calme. La chaleur du poêle l'apaise, je fais un thé, il sort des gâteaux secs. L'« atelier écriture » commence. Il a conservé les notes de nos échanges et nous n'avions pas, bien sûr, de photocopieuse. Je n'imaginais pas utiliser ces échanges pour témoigner de l'écart qui semble s'être creusé entre deux amis de toujours.

Page après page, mon ami m'oblige à ouvrir les yeux sur une situation que je n'ignore pas, mais que je vis à travers un filtre protecteur. En effet, je n'ai jamais eu faim par manque d'argent. Il me parle des pauvres qu'il rencontre et dont souvent il partage l'ordinaire. Il me parle de ceux, nombreux, qui, à la fin des marchés, ramassent les fruits et légumes jetés sur la grande place. Il écrit : « ceux qui ne vont pas chez le dentiste », « ceux qui troquent, qui se débrouillent et mettent un gilet jaune dans l'espoir de se faire entendre ».

Inutile de lui parler des aides, des visites à domicile régulières dont il bénéficie, de sa couverture à 100 %, des routes refaites au fin fond des Cévennes.

Sur nos feuilles, il écrit : « Alain, nous pensons peut-être la même chose sur le monde, mais nous ne vivons pas le même monde. »

C'est une scène de film, il manque une musique de fond.

Il y a du vrai dans ses propos, mon inquiétude sur l'avenir est théorique, il vit la sienne. Les écolos parisiens l'amusent : il y a les écolos des villes et les écolos des champs.

Il faut bien sûr combattre le dérèglement climatique, lutter contre le réchauffement, demander aux pays du Nord d'aider ceux du Sud, lire les alertes du GIEC. Mais lui qui plante, cultive, récolte depuis des années entre Mali et Cévennes, dit qu'il faut encourager sur place l'adaptation, les inventivités locales, la préservation des savoirs ancestraux.

Il vit chaque jour dans sa chair l'absence des chants des oiseaux, celle des abeilles qu'il ne voit plus. Le présent ne chante plus pour lui. Il est vieux, fatigué, lassé de militer dans un semi-désert.

Son ami Pierre est mort sans rien changer d'essentiel : il a écrit de beaux livres.

Au Hameau, l'école que la fille de Pierre Rahbi a créée, façon Montessori, est l'objet de conflits juridiques violents – et va fermer.

Au sein du village et malgré des réunions hebdomadaires de cogestion, les antagonismes se creusent. La boulangerie, cœur du Hameau, va déménager.

Mon ami Jean m'a fait venir pour que j'argumente, pour que je soigne son désespoir.

Nous parlons politique, démocratie directe, corps intermédiaires, violences envers le personnel politique local et national, force de la démocratie.

Par instants il se lève, quitte la table de cuisine et rapporte de son bureau encombré un article découpé dans *Le Monde*, *Libération* ou la presse locale.

L'économiste Bruno Amable, professeur à l'université de Genève, a écrit dans *Libération* que la suppression de l'impôt sur la fortune a accéléré la distribution des dividendes et n'a eu aucun effet sur l'investissement ni sur l'exil fiscal[1].

Dans un entretien au *Monde*, Monique Canto-Sperber, le 5 mai 2021, écrit que l'on peut tout dire, sauf ce qui contraint l'autre au silence[2]. Qu'il ne peut y avoir de liberté d'expression quand il y a une parole dominante.

J'en profite pour souligner que Jean m'assène ses constats, sans écouter mes opinions.

Une pleine page du *Monde* du 24 août 2021 rend compte des *Épreuves de la vie*, le dernier livre de l'historien Pierre Rosanvallon. Le professeur au Collège de France y soutient que, désormais, le vécu et ce qu'il appelle « le ressenti » détermineront les rapports à autrui plus que l'intérêt de classe.

Mon ami a mis trois croix sur l'article pour en souligner l'intérêt. Le Stabilo jaune a surligné

---

1. Bruno Amable, « Les effets de la suppression de l'ISF sont sans surprise », *Libération*, 25 octobre 2021.
2. Monique Canto-Sperber, « Il ne peut y avoir de liberté d'expression quand il y a une parole dominante », propos recueillis par Claire Legros, *Le Monde*, 5 mai 2021.

« communauté d'indignation », « communauté d'émotion », mépris de « ceux d'en haut ».

Le même article citait des extraits de *Révolution*, le livre programme d'Emmanuel Macron paru en 2016 aux éditions XO. À la jalousie, à la défiance, à une certaine forme de mesquinerie, parfois de bassesse, le futur président de la République opposait les grandes passions joyeuses pour la liberté, le savoir, l'universel.

Jean et moi partageons ces idéaux, ces valeurs, mais au cœur de l'hiver et malgré le café chaud et les lueurs du poêle, aucune passion joyeuse ne nous envahit.

Il m'apporte sa pile de coupures de presse. La pile est épaisse, les coupures de presse jonchent le bureau d'angle. Pour un homme isolé, il lit beaucoup :

Il ne peut y avoir de sortie du carbone sans redistribution des revenus et du patrimoine – Lucas Chancel (professeur à Sciences Po) ;

Décroissance, création d'emplois et accélération d'inventivités ;

Relocalisation, macro et microéconomie, etc.

Au fil des heures, je comprends que, si Jean et moi nous sommes éloignés, ce n'est pas l'effet du temps. Nous continuons de partager bon nombre de valeurs, mais cette crise que traverse le monde, je l'observe, quand lui la vit.

Dans mon bureau, à Paris, les problématiques sont d'un autre ordre, les vécus diffèrent. Le décor de la pièce qui se joue, maintient l'illusion de l'abondance. Les vitrines sont belles, les étals colorés, les Parisiens plutôt élégants. La consommation persiste malgré la petite musique de fond que beaucoup perçoivent et qui annonce la fin de l'insouciance.

Jean a aidé ses amis d'Emmaüs, il partageait leurs journées, leurs repas, la récupération et le tri des objets. Le soir, bien sûr, il rentrait dormir dans son havre. Avant le COVID, sur les ronds-points voisins, il a côtoyé la semi- et la vraie pauvreté. Je comprends que sa colère n'est pas la mienne. Pour parfaitement ressentir le poème où Prévert évoque le bruit de l'œuf dur, sur le zinc[3], il faut sans doute un matin froid avoir eu très très faim.

---

3. Jacques PRÉVERT, « La grasse matinée », *Paroles*, Folio, 1976.

L'origine de sa colère s'ancre là, au sein d'une communauté qu'il respecte et dont il entend qu'elle soit respectée et pas confondue avec des voyous. Plusieurs fois les humanitaires que j'ai eu à traiter m'ont étonné par la véracité des mots qu'ils employaient.

Voici un peu plus de dix ans, Florence Aubenas, grand reporter, journaliste admirable connue de tous les Français pour avoir été retenue en otage en Irak, avait exploré cet entre-deux-mondes de la précarité. Durant six mois elle avait partagé, sous une fausse identité, la vie infernale des ouvriers de nettoyage à bord des ferries qui relient la France à l'Angleterre. En publiant *Le quai de Ouistreham*[4], elle avait rendu visibles ces invisibles d'avant l'aube. J'avais lu ce livre, mais entendre Jean libérer sa colère en « vrai » provoquait une émotion différente, moins intellectualisée.

Ma formation médicale m'a appris les effets dévastateurs sur le corps et la pensée de tels modes de vie.

4. Florence Aubenas, *Le quai de Ouistreham*, L'Olivier, 2010.

Les sociologues soulignent combien la précarité et la pauvreté constituent une tutelle invisible qui gouverne les destins et enfante de nouveaux invisibles.

Les racines des inégalités plongent précocement dans des environnements délétères qui, plus tard, se matérialiseront par une réduction de l'espérance de vie. L'invisibilité se transmet de génération en génération.

Les psychiatres connaissent bien les effets de ce qu'ils nomment le « stress adaptatif chronique » qui, de mois en mois, creuse un déficit des ressources biologiques. L'augmentation chronique du cortisol – une hormone libérée par les glandes surrénales dans les situations de stress – entraîne par exemple des troubles de la mémoire par réduction de l'encodage – opération qui permet l'impression des informations dans le cerveau –, des troubles digestifs souvent. L'atteinte du système immunitaire provoque fatigue et irritabilité. Les besoins de sommeil sont accrus, mais le sommeil est moins profond.

Mon discours et celui de Jean ne se contredisent pas, ils se complètent. Ils rendent chacun compte d'une réalité inquiétante lorsqu'on constate que les inégalités s'accumulent, mais différemment.

Auparavant nos différences permettaient des échanges fructueux. Depuis deux jours, « frotter nos têtes » est difficile. Quelque chose chez mon ami a changé, il n'est plus vraiment le même, me regarde moins en face.

Cet homme de 87 ans, artiste de la terre, des fleurs et des arbres, vacille intellectuellement, la complexité l'agace, l'intelligibilité de la situation lui échappe. Il est envahi par trop de doutes, trop de déceptions, de contradictions intimes sans doute, de renoncements à ses idéaux.

D'heure en heure, j'essaie de m'adapter. Plus qu'interlocuteur, je me sens partenaire dans un entraînement de boxe où je ne sais s'il attaque les fantômes de son passé, les représentations de son présent ou un futur que, globalement, il redoute. Avec ses petites phrases « les gens qui ne sont rien », « le pognon de dingue », Macron l'a déçu. Il est malheureux et en colère.

Effet de l'âge (Jean semble vieilli, c'est vrai) ? De la longue période de pandémie (je ne l'avais pas revu depuis trois ans) ? D'une surdité mal appareillée ? D'une campagne présidentielle qui a exacerbé ses craintes ? J'ai du mal à comprendre l'origine de sa détresse.

Il continue cependant de distribuer des crochets et des directs du gauche bien servis. « Notre démocratie est polluée par une algue invasive nauséabonde, comme dans la baie de Saint-Brieuc de ton enfance » ou : « Tu sais, Alain, ce qui nourrit les réseaux sociaux ? Le lisier, la merde des cochons qui s'infiltre partout. »

Ce huis clos me pèse. Je demande des récréations pour appeler ma compagne, mes enfants. Il fait froid dehors, mais je propose de marcher un peu en nous couvrant bien.

Je lui expose mon désarroi. Comment l'aider ? Il ne devrait pas vouloir porter le poids du monde… c'est s'imaginer trop de pouvoir. Toute société est imparfaite, la politique est l'art du possible. Le président a fait passer des réformes, s'est attaqué à des problèmes… Lui, Jean, il a réalisé beaucoup de choses, ces milliers d'arbres qu'il laisse aux générations à venir. Se souvient-il bien de la barrière verte en Algérie ? de ce chantier gigantesque où pendant des mois il a dirigé des centaines d'hommes. Et les jardins de Ghardaïa, là-haut, sur le fort ? Et l'après-midi dans la roseraie avec le vieil homme qui avait été le premier à joindre régulièrement avec son car Ghardaïa et Alger ? Et les jardins des dignitaires, chefs-d'œuvre de beauté méditerranéenne ? Et les ruines de Tipasa où nous avions cherché son chien Sun au soleil couchant parce que le gentil gardien avait eu pitié de son inquiétude ?

En entrant dans la maisonnette, il s'est tourné vers la fenêtre, et j'ai deviné qu'il pleurait, doucement, imperceptiblement. Je lui ai pris l'épaule un moment, un vieux geste de consolation, avant de sortir pour le laisser se reprendre. À mon retour, il s'était réfugié aux toilettes et avait disposé, bien en vue sur la table de la cuisine, une grande feuille. « Alain, j'ai un mauvais cancer, je vais mourir bientôt. »

Pas une seconde je n'avais imaginé une telle nouvelle. J'étais tellement surpris que ma seule réaction, quand il me rejoignit, fut de lui proposer de nous arrêter là, d'écouter le journal et de reprendre plus tard, le lendemain matin. Il accepta l'esquive, soulagé lui aussi.

La suite du séjour fut différente. La mort dont il était question sur le papier n'était pas celle de ses idéaux, de la démocratie ou de la planète. J'avais prévu de rester trois jours, il me fallut prolonger, car la cerise sur le gâteau était noire, noire de chez noir, avec déjà plein de petites cerises dans les vertèbres. Isabelle, mon assistante, avait pu prévenir mes patients et décaler mes rendez-vous.

Cette mort annoncée était la sienne, mais un peu la mienne. J'étais à peine plus jeune que lui, j'avais perdu trois ans plus tôt mon associé, mon ami le plus cher. En philo, la finitude est un concept, mais où sont les travaux pratiques ? Une nouvelle fois la différence entre les livres et la vraie vie insistait.

Il paraît que la conscience d'une mort imminente développe la perception de ce qu'est le mourir, une forme de contrôle tranquille apparaîtrait peu à peu. Acceptons l'augure…

Personne n'avait vu venir ce cancer, il avait refusé d'en parler, de se confier et de se soigner.

Les douleurs étaient apparues récemment. Il avait tenu deux semaines, puis m'avait écrit. J'étais venu assez vite. Il voulait me revoir. Il pensait me laisser repartir sans partager l'essentiel afin de me protéger…

Mais heureusement, il n'avait pas eu la force de se taire. Il s'était dans un premier temps étourdi de révolte et de véhémence pour ne pas dire le mot qui fâche la vie : la mort.

Il ne voulait pas de souffrances terminales inutiles, il estimait avoir le droit de ne pas mourir de manière indigne.

Le lendemain de sa révélation me parut durer seulement quelques heures : c'est moi qui parlais. Je ne me souviens que de l'essentiel.

Pas de souffrances inutiles si le pronostic est fatal à court terme, mais à son âge sa forme de cancer peut évoluer lentement.

Les métastases vertébrales sont douloureuses, mais les techniques modernes de radiothérapie sont puissantes, actives. Les méthodes de CyberKnife® sont précises et ne durent pas des semaines. À chaque jour suffit sa peine, le pire n'est jamais certain. Les durées de survie dépendent de beaucoup de facteurs qu'il est difficile d'appréhender. Cette conversation semblait détendre mon ami, qui posait des questions adaptées.

J'ai également accepté, puisque j'étais là, d'aller plus loin et de lui figurer les suites possibles… dans x temps. Oui, si en dépit d'une lutte active contre la maladie, les choses tournent mal, et des solutions existent.

Certaines équipes de soins palliatifs sont parfaites, mais toutes ne le sont pas…

L'euthanasie en France reste illégale, mais est parfaitement acceptée dans certains pays étrangers. Cette solution alternative existe, mais il ne faut pas attendre le dernier moment pour y avoir recours. Il faut prendre contact à l'avance, s'inscrire et recourir à ce soin terminal, le moment venu, parfois des années plus tard.

J'ai conseillé à Jean, s'il souhaitait déjà en savoir plus, de consulter un livre de François

Damas appelé *La mort choisie*[5]. L'auteur expose un état des lieux en toute clarté et en toute humanité.

J'ai demandé à Jean d'imaginer son enterrement. Je lui ai dit : « Prends ton temps, écris-le, envoie-moi ton texte. » Il était surpris, a rigolé un peu, m'a dit qu'il n'était sûr que d'une chose : il voulait être enterré sous un arbre et que les invités chantent Brassens, *Le temps des cerises* et *Le chant des partisans* en mémoire de son père.

Avant de partir, j'ai téléphoné à son généraliste pour parler de morphine. Je n'avais évidemment pas avec moi de quoi lui en prescrire.

Le dernier soir, je l'ai invité au restaurant. Il a dîné de bon appétit, un steak saignant au poivre. La bouteille de gevrey-chambertin a failli ne pas suffire. Au retour, je lui ai parlé d'un livre que j'avais déjà l'envie d'écrire et qui s'appellerait *Le malheur inutile* ou *Trop, c'est trop*. Il a préféré *Le malheur en plus* ou

---

5. François Damas, *La mort choisie, Comprendre l'euthanasie et ses enjeux*, Mardaga, 2020.

Les mutations du malheur, moins plaintif, plus combatif.

Dans le train qui me reconduit à Paris, j'ai le cœur lourd et le sentiment de n'avoir pas été à la hauteur de ce que cet ami attendait de moi.

Nous, psychiatres, sommes formés à la prise en charge des personnes malades. Jean est déprimé, aidé par des médicaments, suivi par un médecin, celui à qui j'ai téléphoné.

Mais c'est d'autre chose qu'il voulait que nous parlions : il voulait être aidé « autrement », partager autre chose. J'avais le sentiment d'avoir échoué à le rassurer.

Les pilotes, à la fin du voyage, disent avant d'atterrir qu'ils sont en « courte finale ». Cet homme valeureux se sait en courte finale et cette courte finale va probablement se terminer bientôt. Cette phase ultime de son existence est assombrie par un triple malheur : la peur de manquer (justifiée dans son cas), la peur que le monde continue de se défaire (et la tristesse de n'avoir rien pu empêcher), la peur des souffrances de vie (quand les médecins refusent de pousser le bras de la grande faucheuse).

Mon ami est athée, il ne croit pas en l'au-delà, mais tout au long de sa vie il a été porté par ce « besoin de croire » selon la belle formule de Julia Kristeva. En sanscrit, le mot « croire » désigne la force vitale.

Alors que peu à peu ses forces l'abandonnent, il va mourir « désespéré » et mes mots n'ont pas suffi ; leur effet, je le devine, sera bref. La réalité est têtue.

Depuis quarante ans, la droite, puis la gauche, puis le centre ont échoué de manière continue, insistante et durable à réduire les inégalités, ou très insuffisamment.

Depuis quarante ans, personne n'a su protéger efficacement notre Terre mère à laquelle il tient tant et qu'il a, jour après jour, ensemencée.

Parler d'un sujet est une chose. Agir en est une autre. Le moment venu, c'est-à-dire trop tard, il faudra bien se retrouver sur l'essentiel.

Jean sera mort depuis longtemps.

Il était possible de faire autrement : tout ce malheur est inutile.

Quant à la mort – inéluctable –, passé un certain âge, elle apparaît logique et ne fait plus vraiment peur à ceux qui ont vécu pleinement. Les souffrances inutiles, les survies prolongées sont un autre sujet.

Adorno écrivait qu'on ne peut pas vivre bien dans un monde faux. Je suis tenté de dire qu'on ne peut pas mourir bien dans un monde faux. L'homme libre devrait, au XXIe siècle, avoir le droit de choisir sa fin.

J'aimerais tellement que mon ami si courageux ne souffre pas inutilement.

Le train roule vite, la campagne défile.

Je vais écrire ce livre.

La mission impossible
Martine

La femme que j'ai rencontrée ce samedi midi est hospitalisée depuis quatre jours. Je sais seulement que, dans la nuit de dimanche à lundi, elle a absorbé assez de comprimés pour ne pas se réveiller le lendemain matin… et pour ne pas pouvoir réveiller ses enfants comme elle en a l'habitude chaque jour d'école.

Le lundi, à neuf heures et demie, Élodie s'est réveillée, elle a trouvé sa mère inconsciente, s'est précipitée chez la gardienne qui souvent s'occupe d'eux le soir. Pompiers, urgences, réanimation.

Après deux jours et une reprise de conscience rapide, le psychiatre de liaison a jugé nécessaire d'adresser Martine à une clinique psychiatrique privée du voisinage pour bilan et surveillance.

Les gardiennes du quartier se connaissent. J'ai soigné l'une d'entre elles récemment. C'est comme ça que Maria, qui avait « récupéré » les enfants, m'a téléphoné et m'a demandé de m'occuper de Martine.

La personne que j'ai découverte à la clinique il y a quelques heures m'a accueilli dans cette chambre simple en me demandant si je voulais un café… et en s'excusant avec un sourire triste, d'avoir commis ce geste incompréhensible, de se retrouver là, et de me priver de déjeuner. Après l'avoir rassurée et m'être présenté, lui avoir dit que je venais la voir à la demande de sa gardienne, je lui ai demandé son accord pour un entretien qui serait sans doute un peu long, mais qui me semblait nécessaire pour envisager la ou les suites.

Notre échange a duré presque deux heures. Depuis des années cette femme, mère de deux enfants, « gardait tout pour elle ». Le fait d'avoir avalé un demi-tube d'hypnotiques un dimanche soir lui semblait étrange, et surtout inexcusable.

Je pourrais intituler l'observation de cette patiente « chronique d'un effondrement annoncé ».

Je vais résumer en quelques lignes, la moitié d'une vie.

Martine est née le 17 juillet 1979 dans une ville de province, parents commerçants, fille unique, enfance, adolescence sans problème, scolarité dans l'école religieuse de la ville. Études de droit interrompues, quelques expériences de vendeuse, une ou deux relations amoureuses non durables, rencontre en 2002 de Mario, « artiste espagnol » qui devient le père de ses deux enfants : Élodie, 16 ans, et Franck, 13 ans. Mario l'a trompée, puis définitivement quittée un an après la naissance de leur fils. L'histoire avait pourtant bien commencé et les premières années furent belles. Peu à peu le séduisant poète, peintre, musicien s'est révélé affabulateur, immature, velléitaire et est reparti pour l'Espagne en « laissant femme et enfants », comme on dit dans les romans de gare.

Martine et Mario ne s'étaient jamais mariés.

Nous sommes en 2008 et la jeune abandonnée découvre qu'il lui faut impérativement gagner sa vie et trouver un travail stable rémunérateur.

Une amie d'amie la présente à deux médecins qui, après des années de pratique à l'hôpital, ouvrent leur propre cabinet et cherchent une secrétaire. Le contact et bon, elle est engagée trois mois à l'essai, puis c'est un CDI.

Commence alors l'histoire de Martine, mère de famille monoparentale, inexorablement dépassée par une mission impossible : éduquer correctement deux enfants, prendre le temps quotidien de leur transmettre les valeurs fondamentales, de soutenir leur scolarité, de veiller à leurs fréquentations, à leurs lectures ; gagner correctement sa vie pour loger, nourrir, soigner, habiller et distraire trois personnes ; s'occuper d'elle pour n'être pas laminée par les exigences des uns et des autres…

La trajectoire fait peur tant elle est classique !

Martine s'est adaptée très vite à la fonction de secrétaire médicale qu'elle découvrait. Après un an, sans modification officielle de sa feuille de poste, grâce à son intelligence et à son courage, elle est, de fait, devenue une assistante efficace, dévouée, appréciée des patients avec qui, souvent, elle a noué des relations personnalisées… qui prennent du temps. Elle s'est perfectionnée en informatique, a appris un peu de comptabilité, a commencé d'emporter du travail chez elle.

Parallèlement, les résultats scolaires des enfants ont baissé, des cours particuliers ont été nécessaires.

Ils ont pris du poids, ont abusé des écrans.

Franck étant menacé de redoublement, il a fallu l'inscrire dans le privé.

Au cabinet médical, le travail s'est encore intensifié. L'amplitude horaire de l'un des médecins a augmenté tandis que la durée de ses consultations se réduisait et que son chiffre d'affaires gonflait… plus vite que celui de Martine qui, malgré ses heures supplémentaires, peinait à équilibrer son budget et sa vie. L'efficacité est le maître mot. Une efficacité que l'on surveille, contrôle, mesure à partir de références stupides. Des centaines d'expériences ont montré que les employés avaient, *a priori*, de l'intelligence, du désir et du courage, qu'ils étaient capables si on leur faisait confiance, s'ils étaient libres de s'organiser, de donner du sens à des tâches ingrates comme faire les photocopies ou encaisser des chèques. Mais ils ne sont ni des robots, ni des animaux que l'on dresse. De mois en mois, l'étau s'est resserré : de plus en plus de travail pour de moins en moins de temps.

Le mois dernier, la nutritionniste consultée pour traiter le surpoids des enfants a prescrit un régime hyperprotéiné qui coûte les yeux de la tête.

Au bureau, avec la crise du COVID, le retard s'est aggravé.

À la banque, le découvert autorisé a été dépassé.

Elle s'est aperçue que l'un des enfants avait pris de l'argent dans son portefeuille.

Et puis, la semaine passée, elle a reçu un SMS de l'école de son fils, le directeur souhaitait la recevoir…

Elle ne veut pas parler à ses parents de tout cela, ils ont toujours désapprouvé sa relation avec ce « métèque ».

Ce qui l'a poussée, il y a quelques soirs, ce dimanche précisément à prendre une vingtaine de comprimés plutôt que le demi-sacro-saint qu'elle avale tous les soirs ? Elle n'en sait rien.

Elle sait qu'elle n'avait pas envie de mourir, mais que oui, depuis quelque temps, elle avait du mal à se concentrer, avait perdu quatre kilos et n'avait plus goût à grand-chose.

Dire de Martine qu'elle est influencée par une mauvaise lecture de la réalité ne serait pas faux : mauvais choix de conjoint, mauvais choix d'employeur, fruit de son éducation, de ses modèles, ses empreintes, et autres événements divers...

Seuil de tolérance trop élevé à la maltraitance, manque de respect d'elle-même. Elle aurait dû... Il n'y avait qu'à... Facile à dire. L'existence apprend peu aux êtres à se respecter, à identifier les limites de l'acceptable.

À partir du moment où le père des enfants est parti, un cercle vicieux incontrôlable a gouverné l'existence de ces trois êtres. Martine savait bien qu'elle ne s'occupait pas assez des enfants et qu'ils se nourrissaient mal, physiquement et intellectuellement, qu'il existait d'autres solutions que les cours de soutien. Elle n'ignorait pas que les aliments de régime destinés à obtenir un amaigrissement rapide étaient une solution onéreuse et inadaptée à long terme. Elle devinait qu'un de ses patrons abusait de la situation et qu'elle aurait dû réagir. Mais…

Mais elle était correctement payée. Mais ce travail était près de chez elle. Mais Doctolib faisait que les emplois de secrétaire médicale à l'ancienne ne couraient plus les rues. Mais elle ne prenait pas vraiment le temps de réfléchir à des alternatives.

Cette défaillance l'avait prise par surprise, car elle ne s'autorisait même pas à se penser en difficulté mentale ; matérielle oui, mentale non.

Dans ce type de situation, l'ordre des urgences s'inverse et il faut la survenue d'un accident de vie, dans le réel pour que tenir « quoi qu'il en coûte » ne soit plus la seule formule qui gouverne nos existences.

La personne vit « à la chaîne » et en dépit des clignotants qui s'allument – fatigue, lassitude, maux de tête… –, se résigne à ne plus vraiment réfléchir aux autres termes de l'alternative. Elle n'analysait pas assez les moyens dont elle disposait pour sortir de ce qu'elle percevait comme une impasse, comme si elle ne disposait pas de solution. Pire encore, elle en était incapable, convaincue de ne pas en avoir, s'envisageant comme condamnée à « tenir ». Privée de toute possibilité d'échappatoire.

Ces adultes dépassés provoquent dans leur entourage, à leur corps défendant, des malheurs inutiles qu'ils se reprochent, et, qu'en réalité, ils n'imaginent même pas pouvoir éviter.

La culpabilité est toujours là, obsédante, menaçante, le sentiment de ne jamais faire assez, de ne jamais faire bien, pour les enfants, pour le compagnon, l'employeur…

Je répète souvent à mes patients que le premier devoir que l'on a vis-à-vis de ceux qu'on aime est d'aller bien soi-même.

J'ai suggéré à Martine un assez long arrêt de travail… qui lui a fait peur et qu'elle a eu du mal à accepter. L'un de ses employeurs voulait supprimer son poste pour travailler avec Doctolib et rêvait de la licencier, elle craignait qu'il prenne ce prétexte pour se débarrasser d'elle. Mais de mon point de vue, aucune autre solution n'était raisonnable. Ce coma de quelques heures constituait une alerte qu'il ne fallait pas négliger.

Cette mère de famille avait besoin de reprendre contact avec elle-même, avec ses enfants, avec ses parents… peut-être même avec le père de ses enfants. Au bureau, une explication claire est indispensable. Un large échange de vues comme disent les diplomates. Des médicaments sont nécessaires… Et puis… et puis elle est jeune encore. Elle n'a pas vocation à vivre sans histoire amoureuse le reste de sa vie. Il faut espérer que la thérapie qu'elle engagera l'aidera à mieux choisir son ou ses prochains partenaires… mais pas seulement.

Martine, son histoire ne le dit pas vraiment, mais je l'ai perçu, est une femme magnifique au sens moral du mot, courageuse, intelligente, généreuse. Le travail réparateur à venir doit lui apprendre à se découvrir.

Martine est une belle personne qui a besoin d'activités extraprofessionnelles, de loisirs, de culture.

Mon agenda, chargé à ce moment-là, ne me permettait pas d'engager avec Martine la phase de psychothérapie. Je l'ai donc adressée à une collègue de confiance. J'ai eu des nouvelles… un an plus tard.

Martine est retournée vivre dans sa ville d'origine, ses enfants sont inscrits dans son ancienne école, elle a trouvé un travail intéressant au sein de la clinique psychiatrique privée de la ville. Elle voit souvent une amie d'enfance divorcée comme elle. Toutes deux se sont inscrites à un cours de danse moderne. Dans ses nouvelles fonctions, elle a appris à mettre des limites, à optimiser et transposer l'expérience acquise dans son ancien poste. Il n'est pas question pour Martine de s'inscrire sur un site de rencontre, elle se sent capable de ne plus se tromper sur le choix d'un éventuel compagnon.

« Trop, c'est trop » Françoise

Son nom ne me dit rien, j'ai toujours eu une très mauvaise mémoire des noms propres. Je me souviens de son visage, elle me précise très vite les circonstances d'une rencontre ancienne voici plus de quinze ans lors du congrès national d'un laboratoire pharmaceutique. J'avais fait un exposé sur les frontières entre fatigue, dépression, anxiété, diagnostic différentiel – en théorie, simple ; en pratique, souvent délicat. Elle se souvenait très bien d'un bref questionnaire rempli par le patient lui-même et qui, en principe, permettait à chacun de faire son autodiagnostic. Depuis, elle avait poursuivi sa carrière, était devenue la DRH de la filiale française d'un laboratoire étranger. Elle gardait de moi le souvenir d'un psychiatre connaissant bien les médicaments du cerveau, mais sans en faire un usage abusif et très concerné par les psychothérapies. Les antidépresseurs, elle se demandait si le moment n'était pas venu d'en reprendre. Elle avait été traitée, bien longtemps auparavant, par des médicaments pour une période dépressive passagère. Elle avait d'elle-même arrêté le traitement, car elle avait eu le sentiment que l'antidépresseur « filtrait » ses émotions et gênait sa vie sexuelle, elle n'avait plus d'orgasme. Elle s'en était sortie seule et n'était pas certaine, *a posteriori*, d'avoir fait à cette époque une vraie dépression. Nous nous sommes, en début d'entretien, intéressés à ses symptômes actuels : fatigue ? dépression ? Mais très vite l'entretien s'est centré sur sa vie professionnelle. Le reste était paisible disait-elle, un mari avocat, aimant et fidèle, épousé quinze ans plus tôt, des jumelles âgées de 12 ans, Émienne et Sidonie. Tomber enceinte avait été difficile. Ses deux parents étaient en bonne santé et elle ne venait pas me voir pour sa vie privée.

Sa crise de la quarantaine (elle avait 44 ans) n'était pas, pensait-elle, d'ordre affectif, elle était liée à son métier, à sa fonction de DRH. Dans son premier laboratoire, elle avait eu une vie heureuse, elle avait beaucoup appris, s'était formée aux diverses dimensions du poste. En phase avec les dirigeants, elle avait orienté des carrières de chercheurs, de responsables commerciaux, de secrétaires. Après une dizaine d'années, elle avait été « débauchée » par un chasseur de têtes ; elle était partie de ce laboratoire. Parce qu'il faut bien changer et pour des motifs, elle l'admettait, essentiellement financiers.

Lui faire préciser explicitement son mal-être actuel et ce qui justifiait sa venue ne fut pas simple. J'avais rappelé la confidentialité de notre échange. Je connaissais bien entendu le laboratoire qui l'employait, mais ce que nous nous dirions ne sortirait pas du bureau…

Lentement, avec une émotion perceptible, cette DRH expérimentée a fait le récit d'une assez triste épopée. Le plan social qu'elle avait dû concevoir l'an passé avait été une épreuve, même si elle avait eu le sentiment de faire au mieux pour « sauver les meubles ». Les meubles, c'était soixante-dix collaborateurs de l'entreprise licenciés sans faute professionnelle. Elle avait dû « faire le job », évaluer dans un premier temps le coût financier de l'opération ou, plus exactement, les coûts possibles. Au sein de la maison mère, le CIO[6] avait imposé un pourcentage précis de réduction d'effectifs : réduire sans faire trop de mal. Des instructions dures étaient redescendues, il fallait absolument atteindre le bas de la fourchette, négocier avec les syndicats. Elle avait participé aux séances officielles réglées comme un ballet. Puis il y avait eu le travail en coulisses, les tractations secrètes. Les actionnaires, décidément, exigeaient beaucoup, trop selon elle. Mais elle n'était qu'une intermédiaire. Elle était une sorte de clerc qui comptait les points, essayait de calmer le jeu et d'arrondir les angles. Elle n'était ni décisionnaire, ni directrice des opérations. Ce temps fut dur, ingrat, mais son implication et son application avaient permis de limiter la casse, du moins le pensait-elle.

---

6. CIO : Chief Information Officer.

L'espoir était, qu'après cette saignée humaine « nécessaire » à la stratégie de l'entreprise, une nouvelle ère plus sereine puisse advenir.

En réalité, c'est un autre scénario qui, très vite, prit le relais. Un déménagement du siège parisien fut rapidement organisé, des bureaux dits paysagers furent créés dans le nouveau siège installé en banlieue. DRH responsable de l'aménagement des nouveaux lieux de travail, elle était en charge du respect des normes de sécurité et d'hygiène. Bien qu'opposée à ces nouvelles dispositions, elle n'eut pas d'influence. Les mètres carrés par personne étaient réglementaires, les éclairages également. L'installation était conforme aux normes européennes. Circulez, il n'y a rien à avoir : tous nomades, tous joyeux ! De fait, les effets secondaires n'ont pas tardé. Le mois suivant, les dénonciations et autres récriminations commençaient. Une salle de réunion isolée et tranquille était trop souvent squattée par le « même »... Qui abusait de ce privilège ? Qui l'avait dénoncé ? Le circuit de communication était en principe anonyme. Il lui fut demandé avec plus que de l'insistance de dénoncer le coupable. Un tract distribué à l'entrée des locaux avait stigmatisé les manœuvres de la direction, dont elle faisait partie. Françoise acceptait d'être un bon petit soldat, pas un kapo. L'an passé, à l'annonce du plan social, la Bourse avait réagi : les actions avaient fait un bond de 30 %. Cet été le congrès annuel s'était tenu à La Baule. On s'était célébré, on avait écouté les discours sur les molécules en cours de développement, on avait mis sa belle robe, on s'était couché tard après avoir bu un peu trop de champagne.

Au retour, le principe d'une, voire de deux évaluations à 360 degrés (au cours desquelles tout le monde juge tout le monde) lui avait été annoncé. À l'évidence, ce type de décisions relevait de son job. L'emprise croissante d'une autorité externe sur son poste devenait « insupportable » au sens premier de charge trop lourde. Elle n'était plus là pour assurer ni contribuer à la réussite humaine, elle était là, condamnée à se taire pour que les fonds de pension étrangers tirent, à court – très court – terme, des profits maximisés à partir d'une entreprise dont ils ignoraient le destin et les hommes qui l'alimentaient.

Françoise vient me voir parce qu'elle est mal, pas malade. Elle est réaliste, mais il y a des limites au double langage. Le principe de réalité, c'est bien, mais la réalité est aussi ce qu'on en fait et il n'y a pas de cellule de soutien éthique dans les entreprises.

Cette réalité ne lui convient pas, elle se sent piégée, sait qu'elle n'a pas la vie professionnelle qu'elle mérite, mais elle ne sait rien faire d'autre. Avec deux enfants à charge qui, elle l'espère, feront des études supérieures, elle ne peut changer radicalement de vie. Pour autant, elle n'en peut plus de se faire marcher dessus et de ne prendre aucun plaisir à travailler, à seulement « voler » des moments de temps pour elle-même.

Pensez-vous docteur que je puisse encore décider quelque chose pour moi ? Pensez-vous que je doive reprendre des médicaments ?

L'effet recherché dans cette situation n'est pas vraiment une action antidépressive. La prescription viserait à atténuer les émotions négatives, les effets des contrariétés et des stress, et donc à tenir plus longtemps dans une situation insupportable. Dans ce contexte, je n'adhère pas éthiquement à une telle stratégie de traitement.

En tant que citoyen, en tant que médecin ayant travaillé un temps dans un laboratoire français, je connais à peu près la toile de fond de l'histoire.

En quarante ans, l'essentiel des laboratoires s'est concentré en cinq ou six groupes qui se nomment habituellement les Big Five. Ces mastodontes ont développé des molécules destinées à devenir des blockbusters. Un blockbuster est un médicament très innovant permettant de combler un besoin médical non satisfait à une date donnée. Le prix de vente attribué à ce type d'innovation permet à la firme un chiffre d'affaires supérieur à un milliard de dollars. L'optimisation des relations précoces recherche-marketing a permis le développement de ces molécules. Le succès commercial de ces médicaments mondiaux a fourni des rentes de situation.

Pour maximiser le profit, on a privilégié la rentabilité pour les actionnaires à court terme. On a éliminé les secteurs non rentables. Quand l'hiver est venu, quand les rentes de situation ont diminué, il a fallu externaliser la recherche, trouver des alliés plus petits, plus créatifs. Il a fallu acheter des start-up. Pour assurer le coût des études cliniques, pour fabriquer des médicaments dans des usines, pour commercialiser, les start-up ont dû vendre leurs découvertes aux Big Pharma qui ont dû acheter ces découvertes et « dégraisser » en interne. La saga des vaccins contre le COVID-19 a largement mis au jour ces pratiques.

L'image des médicaments est troublée par la superposition de données scientifiques témoins de progrès peu discutables depuis cinquante ans et de données économiques où morale et profits ne font pas toujours bon ménage.

Mais revenons à présent à l'histoire de Françoise.

Je fais partie des psychiatres qui posent des questions précises nécessaires à l'approche diagnostique, mais qui laissent le patient libre de dérouler son histoire telle qu'il la vit, en tout cas dans un premier temps. C'est dans un second temps que je pose des questions destinées à préciser un diagnostic.

Françoise avait centré ses explications sur sa vie professionnelle.

Je me devais d'explorer, les mots qui me viennent sont « le reste de sa vie ». En effet, dans ce récit orienté, un vaste territoire émotionnel avait été occulté.

Pourquoi en parler ? C'est la vie, on n'y peut rien, on a ce qu'on a voulu, il faut l'assumer, on n'a pas le choix.

Malgré ses réserves, le récit de *l'autre part de sa vie* s'est peu à peu déroulé. Rien d'extraordinaire, rien d'anormal, la vie de toutes les familles à Paris quand les deux parents travaillent. La jeune fille au pair qui ne supporte plus la grande ville et retourne chez ses parents au milieu de l'année scolaire… bien sûr, il a fallu la remplacer au pied levé. Les difficultés scolaires de Sidonie, les cours particuliers à organiser, les activités du mercredi (les deux filles ne veulent pas faire les mêmes activités), les séances d'orthoptiste d'Émienne. Les courses bio du dimanche matin : un prix fou, les cinq fruits et légumes par jour. Les courses dans la grande surface en jonglant pour éviter les colorants, les sucres cachés. Un peu de cuisine maison parce que le surgelé...

Quelques pots de confiture ? plus maintenant avec les fruits du marché. Les confitures, leur grand-père, mort deux ans avant, adorait faire ça avec elles. Ah, la confiture d'oranges de grand-père avec une pointe de cannelle... et les chaussons aux pommes qu'il faisait si bien !

Le coiffeur ? J'essaie de le caser un midi de semaine, il est près de mon travail et au moins il ne rate jamais ma teinture. Vous voyez, docteur, je m'occupe de moi, je sais être superficielle ! Et puis le temps de câlin indispensable avec chacune des petites, elles n'auront pas toujours 12 ans. Avec toutes ces attentions, mes gamines pourraient au moins être aimables. En fait elles passent leur temps à m'envoyer des piques, elles sont souvent à la limite de l'impertinence. Tout leur est dû. Je les ai peut-être trop chouchoutées, trop protégées des difficultés. Mais enfin, obtenir le respect est non négociable, c'est devenu une lutte quotidienne. Ah, oui ! j'oubliais les dîners avec les amis à prévoir.

J'adore voir nos amis, mais à force de surcharger l'emploi du temps, ça finit par ne plus me faire plaisir. En tout cas je ne me mets plus en cuisine. Ce qui me fait plaisir, docteur ? Difficile à dire.

En fait j'aime tout ce que j'ai à faire, ou presque, je n'ai pas à me plaindre, je suis une privilégiée, c'est l'accumulation qui ne va pas, le rythme.

Il faut tout faire à toute vitesse, à la chaîne, gagner du temps : ça supprime le plaisir.

Vous m'obligez à en parler, docteur. Trop, c'est trop, on finit par se rendre malheureux. Cela ne me fait pas plaisir, mais c'est vrai que, depuis quelque temps, à la maison non plus, je n'y arrive plus.

Mon mari est aidant, mais il reste un homme, je ne vais pas le lui reprocher, il y a des choses qu'il ne voit pas ou qu'il ne veut pas voir. Quant aux filles, elles sont gentilles dans le fond, mais il y a des moments où elles me collent trop. Je ne supporte plus leurs questions, leurs demandes, les copines, les anniversaires, les cadeaux à choisir… Dieu sait que je les ai voulues et que je les aime, mais elles me demandent trop. Si les grands-parents n'habitaient pas si loin, ce serait bien, je pourrais me déresponsabiliser un peu. Non, nous ne sommes pas trop sévères, il faut bien intervenir pour les vêtements, la tenue à table, le temps d'écran. C'est à nous de les éduquer, pas seulement aux professeurs. Et moi, voyez-vous, mes parents ne m'ont jamais emmenée dans les musées et je le regrette bien. Les musées ne sont pas un luxe, en Italie tous les enfants y vont.

Les épidémiologistes, qui ne s'intéressent pas aux seules maladies infectieuses, mais également aux troubles psychiques, choisissent de séparer le burn-out professionnel et le burn-out parental. En réalité la cloison est poreuse, souvent les deux dynamiques se potentialisent. Une vie familiale équilibrée peut compenser un temps les nuisances d'une vie professionnelle déstabilisante. L'inverse est possible. Les attitudes qui mènent à ces deux burn-out sont connues : ne pas se respecter, trop accepter.

L'accélération de ce système est inhérente au développement capitaliste. Le philosophe Paul Virilio écrivait en 1984 que « la vitesse est la face cachée de la richesse [7] ». Il ne croyait pas si bien dire. Un rythme normal, aujourd'hui, est devenu une pathologie.

7. Paul VIRILIO, *L'horizon négatif*, Galilée, 1984.

Françoise, pour en revenir à elle, n'a pas, *a priori*, un profil de personnalité fragile. Elle n'est pas perfectionniste, elle était initialement peu sensible au stress ; elle est stable, sinon elle n'aurait pas été recrutée pour le poste à hautes responsabilités qu'elle occupe. La conclusion est simple : la vie qu'elle mène exige trop. Elle ne voit pas quoi supprimer (moi non plus, car rien ne me semble en soi aberrant dans ce qu'elle m'énonce) et, pourtant, je vais devoir l'aider à sortir de l'impasse actuelle. Elle n'a plus de plaisir. Elle n'a plus de récompense.

Les conseils que j'ai donnés vont surprendre, ils peuvent sembler paradoxaux. Dans cette situation de surcharge de l'agenda, j'ai suggéré d'associer une soirée piscine et l'inscription à un groupe de théâtre amateur. Ces deux idées ne sont pas tombées du ciel. Françoise m'avait confié que, toute petite, elle était un vrai poisson, l'eau était son milieu naturel. Elle admettait l'idée que ces sensations bienfaisantes la reposeraient. Quant à l'idée du théâtre, elle lui avait longtemps trotté dans la tête, mais elle n'avait jamais osé : pas assez sûre d'elle. Changer de métier parce que la vie professionnelle n'apporte pas ou plus les satisfactions espérées n'est pas l'unique solution. Il est possible, dans un premier temps, de retrouver ailleurs, hors de l'espace travail, les valeurs manquantes. Ces engagements nécessitent initialement un effort supplémentaire, mais il s'avère que cet effort est joyeux, que la récompense est plus rapide. Le corps et le cerveau s'aèrent différemment, les espaces sont ludiques et ils permettent de renouer avec un champ de liberté plus accessible qu'on ne le croit souvent.

Le conjoint, les enfants sont surpris voire désapprobateurs : *Qu'est-ce qui lui prend ? Elle n'avait pas assez de choses à faire ?* Il faut oser assumer un besoin personnel non fondamental, oser y penser, oser se l'autoriser, oser essayer, oser continuer. La récompense vient généralement assez vite dans la mesure où bureau et maison ne sont plus les seules références, la vie est aussi… ailleurs. Une distance s'instaure vis-à-vis de l'aliénation du quotidien.

Des milliers de recettes plus ou moins réalistes sont proposées pour résister, récupérer, réenchanter son travail, retrouver la forme, se détendre au bureau, renouer avec le plaisir sexuel. L'évasion et la créativité dans ses choix semblent constituer une alternative plus joyeuse : danser, chanter, jouer la comédie, sculpter, relancer des circuits neuronaux de plaisir.

Faut-il pour autant renoncer à changer d'entreprise, voire de métier ? Non, mais cette évolution doit se conduire méthodiquement et jamais dans une phase d'épuisement total ou de décompensation transitoire. J'ai été tenté pour Françoise de prôner d'emblée l'éloge de la fuite : partez au plus vite, quittez cette entreprise maltraitante et dont vous avez trop longtemps servi en toute bonne foi les intérêts. La réalité est autre : nous le savons tous les deux. Cette phase évolutive échappe à ma compétence, il s'agit d'une forme de coaching et mon métier de psychiatre ne m'a pas préparé à cette activité.

Il y a trente ans, avec mes amis Cyrille Koupernik et Henry Cuche, nous avions écrit pour l'*Encyclopédie médico-chirurgicale* l'article qui définissait l'exercice de la psychiatrie privée. Nous nous interrogions déjà sur l'élargissement du domaine d'intervention de la psychiatrie qui la conduisait, peu à peu, à sortir du cadre des maladies mentales. Étions-nous qualifiés pour diriger autrui dans des domaines tels que la conduite d'une carrière ? Non. J'ai donc donné à Françoise l'adresse de l'académie de Coaching, l'école qui m'avait été recommandée par ma fille Aude. Je lui ai proposé de la revoir une fois par mois jusqu'à l'été et lui ai demandé de m'appeler si de nouveaux symptômes apparaissaient. Avec son accord, le coach choisi m'a téléphoné. Nous nous sommes mis d'accord sur nos rôles respectifs. Même si rien n'est définitivement réglé, Françoise entrevoit à présent des issues et s'est remise à croire en une vie autre… à construire. À la condition, elle l'avait compris, d'alléger la charge qui pesait sur elle ; cette construction était devenue une priorité, un droit comme un devoir. Aucun égoïsme en cela.

Le premier devoir que l'on a vis-à-vis de ceux que l'on aime est d'aller bien soi-même.

Ne pas trahir ses valeurs
Valérie

Elle a adoré ses études, est tombée amoureuse du métier d'infirmière en regardant à la télévision les séries américaines. Lorsqu'elle a commencé à exercer, il y a trois ans, son amour s'est confirmé. Elle aime ce mélange entre technique des gestes et accompagnement humain, travailler de ses mains lui plaît ; écouter les patients et apaiser leurs souffrances psychologiques la passionnent. Durant sa formation, on lui a appris que le patient est au centre de tout. Cela donne du sens à un métier fatigant et assez mal payé.

Mais, depuis un an, dans ce grand service hospitalier, sa vocation vacille. Dès son arrivée, la situation a été difficile. Au fil des mois, tout a progressivement empiré : l'ambiance, les conditions matérielles, la pénurie de personnel. À maintes reprises elle a exprimé son malaise auprès de sa hiérarchie.

Il y a quatre jours, un incident à l'hôpital a déclenché chez elle une réaction parfaitement inhabituelle : elle ne s'est pas rendue au travail. La sentant en détresse, sa tante maternelle, médecin dans la recherche que j'avais soignée quelques années auparavant, m'a téléphoné, me demandant de recevoir rapidement sa nièce. Une jeune femme solide, a-t-elle précisé.

Aujourd'hui, Valérie est devant moi : belle fille, le teint pâle, assise sur le bord du fauteuil, son grand sac sur les genoux, elle ne sait pas trop pourquoi elle est là, chez un psychiatre. Sa tante lui a conseillé de venir, alors elle me raconte l'histoire. Depuis des mois, du matin au soir, elle court en permanence d'une activité à une autre. L'infirmier venu en renfort, pour remplacer deux infirmières en arrêt maladie, est gentil, fait ce qu'il peut, mais ne parle pas bien français, ce qui complique sa relation aux opérés, il manque d'assurance. Pour des raisons budgétaires, le matériel de soins n'est plus vraiment adapté aux besoins du service. Si elle avait disposé des pansements *ad hoc*, au moins deux infections postopératoires auraient été évitées ce dernier mois. En fin de journée, on lui avait demandé de remplir un énième document administratif, de compter les comprimés d'antalgiques dans l'infirmerie. Elle n'a pas pris le temps de le faire et a préféré s'occuper des pansements à renouveler. Elle a expliqué à sa cadre de soins son angoisse de ne pas répondre aux appels répétés des malades lorsqu'elle passait dans les couloirs. Elle a confié sa fatigue.

La cadre de soins a répondu : « Écoutez, mademoiselle, si vous ne supportez pas, faites comme tout le monde, achetez-vous des boules Quies, vous n'entendrez plus rien. » En réaction, à la violence et au cynisme de la réponse, elle est allée pleurer dans les toilettes, s'est passé de l'eau sur le visage, a serré les dents, est restée jusqu'à 23 heures pour compter les comprimés, a rempli les documents. Puis Valérie a dit au revoir à l'équipe de nuit, a rangé sa blouse, est rentrée chez elle – en taxi exceptionnellement. Elle s'est sentie seule, infiniment seule, à bout, sans solution.

Depuis son arrivée, elle a été reçue une fois par le chef de service qui lui a semblé gentil, mais un peu triste. Elle n'ignore rien des difficultés financières du service public dans lequel elle a choisi d'exercer ce beau métier : l'AP-HP. La réalité ne lui fait pas peur, elle a choisi de vivre sa vie dans un monde technique, mais aussi de parole, d'échange, de groupe. Elle se sent responsable, oui, pas hyperresponsable. Son exigence est adaptée. Les jeunes, dans les métiers de soins, auraient besoin d'être soutenus, écoutés, les anciens également. À deux reprises, elle a proposé qu'un groupe de parole soit mis en place au sein du service. Elle était même prête à ce que cela se tienne sur les temps de repos. L'équipe a refusé sous des prétextes divers, tous liés au manque de temps et à l'absence de disponibilité. Personne n'habitant Paris *intra-muros*, les loyers y étant trop chers… une à deux heures de trajet quotidien, trois enfants, une adolescente difficile, une mère malade, un mari chauffeur de taxi qui a des horaires contraints, autant d'excuses recevables ; Valérie n'en veut pas à ses collègues, ils ont tous leurs raisons.

Elle pardonne moins à la cadre de soins dont la fonction est aussi de protéger les humains, même si les exigences administratives l'écrasent. J'engage un interrogatoire plus précis : non, elle n'a pas maigri. Oui, elle est triste. Oui, elle est fatiguée. Non, elle n'a pas d'idées noires. Mais, ce matin-là, elle a senti viscéralement que, puisque rien ne change dans l'organisation et les moyens, il devenait dangereux d'exiger encore davantage d'elle-même. Elle s'est seulement sentie sans énergie, avait l'impression de pesanteurs dans les jambes. Depuis plusieurs jours, elle se sent courbaturée et a envie de s'allonger au milieu de sa journée de travail. Elle est un peu découragée, mais ne se fait pas de reproche : un voyant rouge s'est allumé avant qu'elle tombe vraiment malade.

Elle ne veut pas survivre sous boules Quies, sans un mot gentil pour la mamie du 18 et la jeune opérée du 11 ; le cynisme ou l'ironie de la surveillante ne l'amusent pas. Elle ne voulait pas s'arrêter : elle s'est arrêtée comme une montre qui n'a plus la force de faire tourner ses aiguilles. Depuis deux ans, Valérie n'a pas de relation amoureuse stable. Les conditions de travail journalier laissent peu de disponibilité, elle verra plus tard. Valérie qui, un matin, n'a pas pu se lever, n'est pas encore déprimée, mais elle ressent une insécurité psychologique inhabituelle, est sur une mauvaise pente, mais s'est protégée à temps d'une dégradation prévisible.

Par précaution, je décide pourtant de l'arrêter, d'inscrire sur la feuille de maladie à la rubrique « motif de l'arrêt » : « mécanisme de défense adapté dans un contexte de dysfonctionnement hospitalier sévère ».

L'aliénation de nos jours ne correspond plus seulement au lien entre travailleur et outil du travail, il est de plus en plus lié à un management brutal… et absurde.

S'agit-il d'un diagnostic médical ? psychologique ? psychiatrique ? social ? politique ? Peu m'importe si cela ne correspond à aucune case de classification retenue en épidémiologie pour les maladies mentales. S'il existait des arrêts de travail pour « service hospitalier en burn-out », j'arrêterais tout ce petit monde. Afin que chacun se repose, retrouve du plaisir à travailler, à faire équipe, à se sentir solidaire de l'équipe, des patients. Ces professionnels ont besoin d'une haute idée de leur métier. Cette qualité est l'oxygène qui les fait tenir dans des postes de grande responsabilité. Une société comme la nôtre est en droit d'attendre des soins publics de qualité, elle n'a pas vocation à détruire la vie de jeunes professionnels engagés. C'est pourtant ce qui se passe. Chaque année, des internes en médecine se suicident, souvent en s'autoadministrant des médicaments à dose létale. Dans une première phase, ils tentent de tenir en se prescrivant des bêtabloquants destinés à apaiser les effets du stress. Dans les bons cas, ils consultent ; trop souvent ils s'isolent. Ils s'enferment dans le déni, convaincus que, dans leurs fonctions, il faut tout accepter, être capable de résister, que c'est ce qui fait leur valeur. Ils excèdent les durées légales de travail, ils multiplient les gardes, jusqu'à l'épuisement, la dépression, et c'est ainsi que certains en viendront à mettre fin à leurs jours. Il m'a fallu expliquer à Valérie pourquoi des antidépresseurs n'étaient pas, à ce stade, la meilleure des solutions. Le profil clinique de ses symptômes n'était pas celui d'une dépression caractérisée. Elle n'en était pas là, mais n'en n'était pas bien loin non plus. Cette jeune femme est saine de corps et d'esprit. Elle commence à moins bien dormir, à souffrir de sa fatigue, à se sentir démotivée, mais elle n'est pas malade, elle est simplement fatiguée par ses conditions de vie.

J'ai commencé par la féliciter d'être venue me voir et d'avoir accepté le conseil de sa tante. J'ai essayé de la rassurer sur ses capacités, dont heureusement elle ne doutait pas encore. Même si actuellement elle ne voyait pas de solution, elle ne doutait pas que des alternatives allaient apparaître. Seulement elle ne voyait pas lesquelles. Nous avons, avec Valérie, exploré de nombreuses pistes. Avait-elle dramatisé la déshumanisation dans son service ? Ou se contentait-elle objectivement de la décrire ? Aurait-elle mieux accepté la situation inhumaine au sein d'une mission humanitaire ? En zone de guerre ? Se livrer à de tels questionnements est-il éthique ? A-t-elle envisagé de travailler dans le privé, en clinique, comme infirmière libérale ? Qu'en pensaient ses parents ? Sa tante ? La montée en puissance hallucinante des charges administratives, du quantitatif, lui semblait-elle réversible ? L'abolition éventuelle de la fameuse « tarification à l'activité » – ce système coupable de tarification standard de chaque type d'acte médical – allait-elle à terme améliorer le système ? Les conditions d'exercer n'étaient-elles pas meilleures en province ? Une mise en disponibilité, pour quelques mois, est-elle envisageable, le temps de prendre du recul ?

Je l'ai engagée à consulter un programme vidéo de soutien aux soignants en difficulté. L'association Tuto'Tour a été créée en 2018 afin d'échanger sur la réalité des situations, en utilisant, pour les représenter, des personnages Playmobil[8]. Cette utilisation des personnages

8. www.tutotour.net

permet ainsi une dédramatisation, une mise à distance nécessaire à l'exercice de mise en situation.

Elle a été intéressée, mais a considéré ce soutien comme insuffisant. Il devenait évident pour elle que la question n'était pas celle de sa perception, ni d'une forme de malaise personnel, mais bien celle de la réalité de conditions inacceptables de travail… sauf à y laisser sa santé.

Ensemble nous avons évoqué l'hypothèse qu'elle devienne intérimaire. Lui suggérer une telle voie adaptative était, je l'imaginais, contraire à ses idéaux… et aux miens. Elle ne voulait pas s'en sortir en profitant des dysfonctionnements d'un système de santé. Elle ne voulait pas devenir une « mercenaire » bien payée, comme certains de ces soignants (infirmiers, médecins) qui exercent leur métier non pas à des postes fixes où ils sont soumis aux pressions et injonctions de rentabilité, mais en préférant se faire engager « à la carte » dans des services qui manquent cruellement de personnel, ce qui leur garantit des salaires bien plus avantageux.

Une nouvelle fois cette situation interroge les frontières de ma compétence. Cette jeune femme est fondamentalement saine de corps et d'esprit. Elle n'a aucune hérédité inquiétante, aucun antécédent. Elle n'est pas névrosée. Elle est normale. Simplement, elle ne s'adapte pas – et je suis tenté d'ajouter : heureusement ! – à une situation professionnelle inacceptable, indigne d'un pays riche au cœur de l'Europe. Je n'ai pas envie de « l'aider à faire avec » en prescrivant des médicaments qui vont l'aider à tenir. Elle n'a pas besoin de psychothérapie au sens classique du terme. Le principe de réalité existe dans les hôpitaux comme ailleurs, mais il n'y a aucune raison de s'adapter à n'importe quelle condition et aux dysfonctionnements.

En 1994, j'avais écrit la préface du livre de Peter Kramer dont le titre français était *Prozac : le bonheur sur ordonnance*[9]. Certaines questions clés étaient déjà posées : Où commence la maladie ? A-t-on le droit de soigner des personnes en difficulté, mais pas malades ?

9. Peter KRAMER, *Prozac : le bonheur sur ordonnance ?*, First, avril 1994.

Le médecin doit-il dresser le diagnostic d'une société dépressive ? J'écrivais alors : « Les médecins et les chercheurs travaillent aux carrefours de réalités et d'illusions disparates aux confins de préoccupations sociales, économiques, juridiques, éthiques. Une grande honnêteté reste donc nécessaire. » Aujourd'hui, j'ai le sentiment d'avoir fait honnêtement mon métier de psychiatre, d'avoir su allier avec mesure les effets de la biologie et des psychothérapies. Les médicaments, anxiolytiques, antidépresseurs, neuroleptiques et régulateurs de l'humeur, sont des traitements efficaces et peu dangereux dès lors qu'on les prescrit à bon escient et pour des durées adaptées aux situations de chacun. Le procès « en général » qui leur a été fait, et qui leur est encore fait, concerne davantage leur *mauvais* usage banalisé, que leur efficacité dans leur bon usage. Alors expert à l'Agence du médicament, j'avais jugé utile d'ouvrir le débat et de mettre en lumière cette problématique.

C'est dans cet esprit que j'ai écrit sur une nécessaire complémentarité d'approche *J'ai rendez-vous avec vous*. Puis *Du bon usage des psychotropes* et, avec la psychanalyste Brigitte Remy, *Si votre psychothérapie n'avance pas…* dont la vocation était d'optimiser la prise en charge et l'approche psychothérapeutiques. Nous précisions ce qui, à l'époque, était mal perçu, les rôles complémentaires du psychiatre et du psychanalyste. Nous espérions ainsi casser les mythes du tout-médicament ou du tout-langage qui font encore rage, alors que tout tend à une nécessaire troisième voie de la transversalité et de la transdisciplinarité. L'homme, être biologique et être parlant qui ne saurait se satisfaire de l'un ou de l'autre !

Mais, de plus en plus souvent, depuis quelques années mes outils habituels ne conviennent plus. Dans mes dossiers, le diagnostic de trouble de l'adaptation revient plus fréquemment. Mais je crois de moins en moins éthique d'aider mes patients à s'adapter à une société de plus en plus pathogène, de plus en plus non équilibrée et de plus en plus déséquilibrante. Dans mon bureau, le contenu des entretiens s'est modifié : entre perversion narcissique et burn-out, la clinique mute. La souffrance au travail, le non-sens des jobs, l'inadéquation humaine des managements, le caractère impossible des missions à accomplir occupent la scène. En même temps, le récit des effets délétères sur la vie des couples, des familles, sur les rapports aux enfants, à la sexualité ne cesse d'envahir les dossiers. D'année en année, mon cœur de métier se déplace. Je n'ai pas le droit sur les feuilles d'arrêt de travail d'indiquer la cause du mal-être, ou les responsables de la maltraitance, il ne s'agit toujours que d'hypothèses…

La seule voie qui est apparue pour sortir Valérie d'affaire a été une voie de secours, voie que j'ai contribué, la mort dans l'âme, à ouvrir, puis à approfondir avec vous.

Valérie s'est reconvertie et va bien.

Elle a abandonné un métier noble pour lequel elle était formée, parce que l'exercer à Paris la rendait malheureuse, et qu'elle ne pouvait pas quitter la région parisienne. Pour des raisons de confidentialité, je ne développerai pas le processus de reconversion que nous avons inventé ensemble.

Aujourd'hui son nouveau métier lui permet d'utiliser son savoir, de se sentir en accord avec elle-même et de retrouver le plaisir du travail bien fait. Sa nouvelle activité lui laisse assez de temps pour reprendre le volley-ball. Elle déjeune à la cantine de l'entreprise en prenant son temps. L'amélioration notable de son salaire va lui permettre de louer un studio dans Paris *intra-muros*. Les heures qu'elle consacre aux Restaurants du Cœur se sont inscrites harmonieusement dans son nouvel emploi du temps. En se respectant, elle a retrouvé la disponibilité pour s'occuper des autres. J'insiste sur ce terme et cette notion essentiels de respect. Un mot noble souvent galvaudé, mais dont on ne doit jamais oublier qu'il pousse à traiter l'autre ou soi-même avec beaucoup d'égards, permettant ainsi que chacun se sente reconnu, estimé et considéré en tant qu'individu qui compte.

La reconversion de Valérie a été facile, elle est jeune et a su réagir à temps. Mais je vous parle déjà d'un temps lointain, celui d'avant-COVID. Je me demande aujourd'hui comment le personnel soignant a tenu et je crains pour eux les effets d'après-coup.

La note juste
Monsieur Louis

J'ai reçu, début janvier 2022, une carte de vœux dont le contenu m'a surpris et rassuré.

Nous étions alors à quelques mois de l'élection présidentielle. Les médias invitaient en permanence les politologues, les sociologues, les économistes, les sondeurs d'opinion, les candidats, les semi-candidats à exposer leurs points de vue sur l'état de la France, de l'Europe, du monde et de la planète.

Le courrier m'était adressé par un homme que je n'avais pas revu depuis un an, mais dont je me souvenais parfaitement. Il était venu sept ou huit fois, des entretiens assez brefs, il y mettait fin lui-même ; des entretiens espacés, un rendez-vous mensuel. Des entretiens dont le contenu me déroutait un peu. Je ne saisissais pas bien ce qu'il attendait de moi, je peinais à identifier sa demande.

J'avais fait, au début, l'hypothèse d'une crise de la soixantaine : ni dépression, ni surmenage, ni difficultés familiales. À l'évidence, parler de sa vie intime ne l'intéressait pas. J'avais réussi à savoir qu'il était bien marié, depuis longtemps, et que ses deux fils réussissaient leurs vies, l'un à Londres, l'autre à Milan. RAS comme on écrit sur les dossiers pour gagner du temps. Un événement biographique cependant : Monsieur Louis avait perdu son père un an plus tôt, des suites d'une longue maladie.

Un matin, tôt comme d'habitude, si l'on peut parler d'habitude après si peu de rencontres, il m'avait dit au revoir… et je ne l'avais plus revu. Sans garder un souvenir précis du contenu des entretiens, une singularité s'imposait à ma mémoire : cet homme semblait aller bien, n'avait jamais, par le passé, consulté de psychiatre et centrait son propos sur l'espace professionnel.

Breton d'origine, éduqué dans une famille chrétienne, il comptait parmi ses aïeux des résistants, des catholiques de gauche ouverts au progrès. Après des études de droit, qui l'avaient amené à devenir avocat, l'occasion lui avait été donnée d'intégrer à Paris un cabinet réalisant des fusions-acquisitions. Cela n'avait pas été une vocation, ni un choix mûrement réfléchi, plutôt une opportunité, presque un hasard.

De rendez-vous en rendez-vous, j'avais découvert l'histoire de sa réussite et l'histoire de ce domaine économique dont je connaissais l'existence, mais dont j'ignorais les règles et davantage encore leur évolution.

Peu à peu, presque un demi-siècle de développement m'était conté. Le souci pédagogique était évident, une préoccupation de justification d'une activité, un travail que peut-être il aurait pu faire seul.

Les grandes lignes du récit étaient simples.

Durant une longue période, il avait fallu, face à l'évolution des marchés, dans la logique de l'époque, faire croître et consolider un certain nombre d'activités tout en rendant complémentaires celles qui devaient l'être. Une entreprise saine, mais sans investisseurs peine en effet à s'adapter rapidement aux multiples évolutions technologiques. Améliorer la rentabilité des unités nécessite donc des regroupements logiques.

Cet homme réservé, élégant, et que je percevais comme habitué au pouvoir, se pensait modeste en me racontant cette période bénie pour ne pas dire morale dans une économie capitaliste. Le plaisir renouvelé de construire, comme dans un grand meccano pour grands, des entreprises saines et profitables pour tous.

Ce travail, orienté vers des préoccupations de moyen terme, l'avait passionné, il y avait travaillé beaucoup, avait eu le sentiment d'exercer un métier utile, noble… et rentable pour tous (employés compris).

Ses enfants avaient réussi leurs études, son épouse s'occupait de la maison.

J'avais bien sûr été tenté de lui demander pourquoi il venait me voir, c'est une question que je pose souvent, à tort peut-être, car le vrai motif est souvent caché par des justifications de surface.

Une forme d'instinct, ou d'expérience, ou les deux m'ont heureusement permis de m'abstenir. Et le fil du récit s'est peu à peu infléchi, l'expression d'un doute est apparue. Le métier n'était plus le même, les préoccupations n'étaient plus constructives mais destructives, les objectifs étaient purement financiers et de court terme. Il avait fallu faire évoluer le cabinet pour assurer sa survie, intégrer les méthodes anglo-saxones.

Lorsqu'il m'arrivait de poser des questions dans un souci de bonne compréhension, des explications très techniques m'étaient données. Des exemples concernant mon métier, l'évolution et le regroupement par exemple des cliniques psychiatriques privées, des maisons de retraite.

En dépit d'un ton neutre et d'une voix affirmée, je sentais qu'en livrant ces données, une forme de confession s'opérait, un soulagement progressif, de séance en séance était perceptible.

Monsieur Louis n'avait pourtant commis aucune faute, ne faisait rien d'illégal.

Des techniques juridiques permettaient au contraire en toute légalité de confisquer les bénéfices au seul profit des actionnaires. Un monopoly mondial avait remplacé les meccanos locaux et le rapport de force actuel ne permettait pas de retour en arrière.

En m'exposant les rouages d'un processus qu'il connaissait parfaitement, cet homme semblait acquérir une lucidité sur lui-même.

Je comprends qu'aujourd'hui, des sociétés achètent des concurrents, non pour s'associer et grandir, mais simplement pour supprimer des postes et augmenter une rentabilité de court terme.

Les fonds d'investissement, avec d'énormes puissances financières, ne sont là que pour réaliser à la revente, et bien au-delà des économies d'échelle, d'invraisemblables plus-values de court terme.

Il m'est arrivé, après certains entretiens, d'hésiter à lui demander des honoraires, car il m'apprenait beaucoup. Mais en même temps, il « vidait son sac » ; il allait de mieux en mieux, ni vertige, ni maux de tête, même si aucune solution n'apparaissait pour lui à l'horizon.

Et puis, un an plus tard, cette carte de vœux.

Cher Docteur Gérard,

Je vous présente à vous et à votre famille mes vœux les meilleurs pour l'année qui s'ouvre. J'espère que vous allez bien et que le COVID vous a épargnés.

Pour ma part et grâce à votre aide précieuse, j'ai pu tourner une page en abandonnant mon ancien métier et en devenant magistrat. Si vous l'acceptez, j'aimerais vous revoir dans quelques mois pour vous parler de ma nouvelle vie.

Je vous prie de croire, Docteur, à l'assurance de mes sentiments reconnaissants et cordiaux.

Une simple écoute attentive et bienveillante, une absence de conseil avaient permis à cet homme, pleinement engagé dans une carrière très rémunératrice, de s'inventer une nouvelle voie professionnelle, un nouvel engagement adapté à ses valeurs.

L'envie était grande de lui répondre « chapeau l'artiste ». Je l'ai seulement remercié de ses vœux, lui ai présenté les miens et expliqué que je serais ravi de le revoir. L'expression de ce souhait était sincère, il ne s'agissait pas d'une formule de politesse.

Début février, mon assistante m'a passé Monsieur Louis au téléphone : il proposait de m'inviter à déjeuner et de choisir un jour à ma convenance.

Déjeuner avec un patient est inhabituel, mais j'avais compris qu'il ne se considérait plus comme un patient. Et s'il l'avait été un moment, la forme avait été très singulière…

Nous nous sommes donc retrouvés dans un restaurant de poissons, près de la salle Pleyel : à l'évidence il y avait ses habitudes. Après quelques échanges classiques de civilités, nous entrâmes dans le vif du sujet.

Avec le même souci explicatif qu'il avait manifesté lors de nos rendez-vous mensuels, il m'expliquait son « exploit ». À partir du moment où l'idée de reconversion professionnelle était passée du statut d'hypothèse vague, puis d'hypothèse plausible, au statut de décision, il s'était renseigné sur le niveau de faisabilité. Son âge rendait le chemin étroit, il fallait des appuis. Il les avait identifiés, il avait construit un réseau susceptible de comprendre l'intérêt d'une telle mutation tardive.

Pour le collège de l'Autorité de la concurrence, admettre en son sein, un homme de cette qualité issu du privé et du monde des affaires était une forme d'ouverture.

Cette transformation intérieure, cette transition assez rapide n'avaient pu naître que dans mon silence et dans la paix de mon bureau : le petit balcon, les arbres, la double porte isolante.

Malgré l'espacement des entretiens, il n'avait pas fait semblant, il avait respecté son désir. Comme écrit Spinoza, il avait persévéré dans son être.

Sa réputation d'intégrité, ses valeurs morales connues dans le milieu, sa grande familiarité avec « les gens qui comptent », l'ancienneté de ses réseaux lui ont permis, le moment venu, c'est-à-dire tardivement, d'intégrer la fonction publique.

En venant me parler, il m'avait fait confiance, mais il avait simultanément décloisonné sa démarche de communication et son mode de vie.

Il poursuit actuellement sa brillante carrière dans un environnement professionnel dont les règles éthiques lui conviennent. Contribuer à sanctionner les excès des GAFA le met plus à l'aise avec sa conscience que les aider à se développer. Ses nouveaux revenus sont dérisoires au regard des anciens. On oublie trop souvent l'abnégation et le dévouement de certains de nos hauts fonctionnaires qui organisent la survie de notre république.

Monsieur Louis avait repris le piano et, comme dit un proverbe de Sibérie, « il avait trouvé la note juste ».

Malaise dans l'Éducation
J.-P. Le Bihan

La rencontre que je vais évoquer maintenant ne s'est pas faite, à la différence des précédentes, dans mon bureau.

Elle ne relate pas une consultation, juste une rencontre. Je suis tenté de lui donner pour titre « Malaise dans l'Éducation ».

Sigmund Freud, l'inventeur de la psychanalyse, en écrivant, en 1930, *Malaise dans la civilisation*[10] a théorisé que l'agressivité, la violence, la cruauté des humains étaient liées à une pulsion de mort (ce que certains

10. Dr Sigmund Freud, *Malaise dans la civilisation*, Internationaler Psychoanalytischer Verlag, Vienne, 1930.

psychanalystes contestent aujourd'hui). Freud en choisissant de rester à Vienne malgré l'avènement au pouvoir d'Hitler, les persécutions des Tziganes, des Juifs, des homosexuels, des déficients mentaux, entre autres, montrait par cet acte son espoir de voir triompher la culture allemande sur la violence du Reich et la barbarie nazie… En 1938, il fut contraint à l'exil et dut se résoudre à gagner l'Angleterre.

L'histoire de Jean-Pierre Le Bihan évoque davantage la phrase de saint François de Sales : « Là où il y a de l'homme, il y a de l'hommerie » (les luttes entre catholiques et protestants, les méfaits déjà de la politicaillerie). C'était il y a quatre siècles.

Depuis plus de trente ans la politicaillerie, l'absence de politique cohérente pour l'évolution de l'Éducation nationale couplée à une réduction progressive des moyens, organise la déliquescence de l'école publique, favorise le développement de l'école privée payante et la baisse du niveau scolaire.

Des dizaines de milliers d'enseignants en sont malheureux.

Le cadre de notre rencontre a été celui d'une longue marche en bord de mer, entre Honfleur et Trouville. À la Saint-Jean, chaque année, un petit groupe d'amis se retrouve pour une promenade qui est devenue un rituel. Il faut tenir compte de l'horaire de la marée, prévoir des étapes de restauration légère, se munir selon la météo de crèmes solaires et/ou de K-Way, de chapeaux et de gourdes individuelles. Mon fils Brice gère l'organisation. L'événement est très gai, quelques heures à cheminer ensemble, à deviser en changeant de groupe, d'interlocuteurs. Les enfants râlent un peu et trouvent la balade trop longue, mais ils s'amusent beaucoup, bobs sur la tête et lunettes de soleil sur le nez.

Le hasard (mais le hasard existe-t-il vraiment ?) m'a conduit cette année à échanger longuement, très longuement, avec un ami d'ami qui était invité pour la première fois. Lorsque nous nous sommes présentés, il m'a remercié de l'invitation et m'a dit « *avoir été* instituteur » (on dit aujourd'hui professeur des écoles). *Avoir été ?* Je lui donnais la cinquantaine, pas l'âge de la retraite…

Il était né dans les Côtes-d'Armor, avait grandi à Hillion, petit village devenu célèbre moins pour son charme, qui est réel, que pour les algues toxiques qui envahissent sa grève. Dans la baie de Saint-Brieuc, la mer, à marée basse se retire sur des kilomètres, on ne parle pas de plage, mais de grève.

Le grand-père, le père étaient fermiers. Le père par conviction s'était converti dans les années 2000 à l'agriculture biologique. Sa mère avait été infirmière.

Lui avait toujours voulu être Instit, avec un grand I. Enfant, une belle maîtresse d'école aux yeux clairs lui avait appris à lire et à compter ; deux ans de suite ; Isabelle Collet, son premier amour de petit garçon…

Préparer l'École normale d'instituteurs avait été, des années plus tard, une évidence.

Je le sentais heureux d'évoquer ces temps lointains.

Nous avancions assez vite, en échangeant librement. Il me posait des questions sur ma propre vie. Ma communale, le lycée, la psychiatrie, la psychanalyse. Pourquoi avais-je quitté un poste de chef de service ? Un soleil plus franc apparaissait. Les marcheurs les plus rapides étaient en vue du premier poste de ravitaillement. Puis ce fut à notre tour de goûter au cidre frais et aux galettes de sarrasin.

Nouveau départ, je le questionne :

– Dites-moi, que pensez-vous de votre nouveau ministre de l'Éducation ?

– En tant qu'homme je ne sais pas. J'ai entendu que c'était un homme de qualité, un universitaire brillant. En tant que ministre, je n'en pense rien. Il y a bien longtemps que je ne pense plus rien des ministres qui se sont succédé, ni des députés d'ailleurs…

Une boîte de Pandore venait de s'ouvrir, elle se refermerait 10 kilomètres plus loin. Cet homme sympathique avait à l'évidence une folle envie de se raconter ou peut-être de se justifier. Il était en arrêt maladie depuis un an et avait décidé de ne pas reprendre son métier. Un métier qu'il avait tant aimé. Je comprenais mieux le « *avoir été* instituteur ».

La suite fut un long récit sur l'ensemble de sa carrière et sur une évolution ressentie comme aussi toxique que les algues vertes. La chronique de renoncements successifs, l'altération d'idéaux forts qui à présent semblaient lointains ; une sorte de monde d'avant. J'aurais aimé noter les mots, les expressions, les cris du cœur successifs. Je n'avais rien pour écrire, mais je pensais que tout cela nourrirait ce livre.

Il n'a voté ni à la présidentielle, ni aux législatives. Il aimait bien François Hollande qui n'a pas fait grand-chose ni pour l'école, ni pour l'hôpital, ni pour la culture. Sans doute que peu à peu aucun président de la République, de gauche ou de droite, ne peut grand-chose… L'historien Michel Winock dit que gouverner, c'est décevoir, la formule est bien trouvée !

– La radicalité a mauvaise presse et, cependant, chacun sait que c'est à la racine qu'il faut traiter.

– La ou les racines ? lui demandai-je.

– Oui, vous avez raison, radical – racines.

Les racines ? L'avoir avant l'être, l'individualisme, les pulsions de consommation, les achats comme une drogue, les pauvres exclus du banquet. Il est devenu lyrique.

Je hasarde une question :

– C'est toute cette évolution du monde qui vous déprime ? Qui vous a fait arrêter ?

– Non, bien sûr, c'est la dégradation de mon quotidien à l'école qui m'a tué à petit feu ; tu sais, on m'a tout retiré !

Il est passé au tutoiement. La sympathie s'installe. Difficile d'organiser un récit spontané couvrant autant d'aspects d'une vie professionnelle : l'autonomie, la responsabilité, la liberté, la reconnaissance, l'estime de soi.

– Avant, nous avions toujours un ou deux animaux dans chaque classe. Le hamster, le lapin avaient des surnoms rigolos, les gosses adoraient. Ça a été interdit. Avant, les mères préparaient des gâteaux faits maison pour telle ou telle occasion. Ça a été interdit. Avant, les dessins d'enfants recouvraient les vitres de la porte de la classe. C'était un accueil de bienvenue coloré, c'est interdit, une grande feuille beige occulte la vision. Lubie de la nouvelle directrice qui va au-devant des mesures dites de sécurité. Ça n'arrange rien, c'est vrai, mais nous sommes tous, en tout cas ceux de mon milieu, dans le même bateau, ou plutôt le même quotidien.

Ah, oui ! j'allais oublier les alertes. Depuis le drame du Bataclan, les entraînements aux préventions de catastrophes se sont multipliés : tests intrusions, alertes incendie, alertes attaque chimique. Invention d'attaques « loup-garou » pour entraîner ces petits enfants à s'immobiliser au sol, à patienter dans le silence pour que le loup-garou ne les trouve pas. Les responsables de sécurité ont peut-être raison, je n'en sais plus rien, mais une fois par trimestre, c'est excessif. Il y a une soumission excessive aux règles de sécurité… Avant, nous organisions plusieurs sorties en car dans l'année, les petits adoraient le jardin des Plantes, le jardin d'Acclimatation, etc. C'est devenu impossible. Les sorties scolaires ne peuvent s'organiser qu'avec les bus de la mairie. Les classes élémentaires dépendent du budget des communes, communes qui ont de moins en moins de moyens. On annonce des sorties, puis on les annule, ça n'est pas la faute de la nouvelle directrice.

Les collègues qui ont rejoint l'école récemment ne sont pas assez formés. Les années de formation ont été réduites, l'année de pratique en binôme avec un ancien a été supprimée, c'était fondamental, indispensable.

J'ai vu deux jeunes collègues, pleines de bonne volonté, être exposées de but en blanc à la gestion directe de deux classes difficiles avec des gosses anxieux, peu éduqués, des parents souvent agressifs, voire irrespectueux. À la maison, ils ne posent pas de limites, mais ils voudraient que nous, avec une baguette magique, nous transformions nos classes en jardin d'Éden. Parfois avec certains pères, plane la menace de l'agression physique.

Les enfants sont agités, ne dorment pas assez.

Les arrêts maladie n'ont pas tardé.

Les collègues n'ont pas été remplacées.

Nous avons dû nous répartir les élèves…

Une classe a failli être fermée parce qu'il y avait vingt-deux enfants au lieu des vingt-quatre réglementaires.

À l'inverse, les anciens comme moi, poursuit-il, expérimentés, formés, sont traités comme des débutants, ne sont jamais consultés, reçoivent des instructions inapplicables venues de tout en haut.

J'ai eu la chance pendant des années d'avoir un directeur qui avait de la bouteille. Il était un peu paternaliste mais nous protégeait des oukases, il ne craignait pas les critiques. Tu sais qu'un directeur dépend d'un inspecteur et qu'il n'a pas de vrai pouvoir hiérarchique… La nouvelle directrice est une brave femme, mais elle est hyperprudente, frileuse, elle applique au pied de la lettre les cascades d'instructions.

La période COVID a été un cauchemar. Même si la pandémie a pris de court toutes les organisations, un minimum de concertation avec les gens de terrain aurait permis une meilleure ambiance. La plupart des protocoles n'étaient pas applicables ! Tenir sa classe en présentiel et assurer le suivi pédagogique à distance étaient une mission impossible, double travail. Il a fallu renoncer à tout, au décloisonnement, aux animations, aux jeux.

Notre degré d'autonomie s'est réduit de mois en mois, sauf quand il s'est agi de nous procurer des masques ! Nous avons dû nous débrouiller nous-mêmes. L'école n'en a pas reçu avant des semaines !

J'ose une remarque :

– C'était difficile, comme pour tout le monde, mais tu as tenu.

Jean-Pierre a tenu, sans bien savoir comment, en désobéissant un peu, en s'opposant à la directrice, à certains parents, en remplaçant un peu les collègues absents. Beaucoup de fatigue qui empêchait le plaisir…

– Quelle a été la goutte d'eau ou d'acide de trop ?

– Une petite fille a raconté à ses parents qu'un copain de classe était harcelé depuis des mois et qu'aucun enfant ne disait rien et qu'il ne fallait répéter à personne que c'était elle, Zoé, qui avait « parlé ». Les parents ont remonté l'information à la directrice qui a enquêté dans ma classe sans me prévenir ! Oui, c'est grâce à une petite élève qui avait joué la lanceuse d'alerte qu'une pratique scandaleuse avait été dénoncée !

Chaque midi, au moment de la pause méridienne, un groupe de quatre ou cinq gamins harcelait en toute impunité un de leurs pairs qui, bien sûr, n'avait pas osé se plaindre ou se révolter. Les jeunes animateurs recrutés par la mairie pour surveiller cette pause méridienne n'ont aucune formation réelle, sont peu payés, passent leur temps sur leurs téléphones. Ils n'avaient rien vu. Cela s'excuse peut-être.

Pour moi, poursuit-il, après trente ans de métier, je n'ai rien perçu ! Ma hiérarchie directe avait enquêté sur moi ! Et puis, et puis cerise sur le gâteau empoisonné, il me fallut admettre que le jeune leader de ces tortionnaires en herbe était mon meilleur élève. Un petit bonhomme vif, intelligent, appliqué. Tu vois, j'ai vécu ça comme un coup de poignard, quelque chose qui a fini par retirer tout sens à mon activité. Tu comprends ça, toi qui es psy ?

En dépit de l'esprit festif autour de nous, j'avais, autant que possible, écouté avec attention et empathie les propos de mon nouvel ami. Ainsi, il avait supporté, des années durant, d'être dépossédé de ses pouvoirs pédagogiques, de voir son autonomie remise en question, de se contenter d'un maigre salaire et d'une faible considération sociale. Il avait supporté que des experts qui ne connaissaient ni sa banlieue, ni sa classe, ni ses élèves, lui expliquent « comment faire ». Il avait tenté de pallier le manque de moyens, de temps, de soutien. Le résultat final avait été un événement qu'il vivait comme une faute professionnelle et dont il s'attribuait – à tort, bien sûr – la responsabilité.

Il m'avait expliqué :

Qu'il n'était pas à la hauteur des adaptations exigées ;

Qu'il était inutile dans ce nouveau mode de travail ;

Qu'il ne croyait plus aux évolutions possibles de son métier et qu'il renonçait.

Les quelques entretiens avec les psys rencontrés ne lui avaient servi à rien.

Les médecins avaient méthodiquement questionné ses symptômes, proposé des médicaments. Pour lui, la question n'était pas là. Il n'allait pas se droguer pour finir les années qu'il lui restait à faire. Il renonçait, n'avait pas envie de se détruire.

Cet homme venait pendant une heure trente de parler avec lucidité, vigueur, d'une situation complexe. Il n'était ralenti ni dans sa marche, ni dans ses propos. Il dormait bien depuis qu'il était en arrêt maladie. Un choix de renoncement, comme l'homme à la mer qui pour ne pas s'épuiser en nageant fait la planche en attendant qu'on vienne le sauver.

L'avenir ? Il avait du mal à y penser… Une longue maladie à plein traitement. Une reconversion comme administratif, documentaliste ? Non, il était entré dans l'Éducation nationale pour enseigner, pour transmettre, pour éveiller de jeunes enfants à la beauté de la connaissance.

Ce n'était pas sa faute si la France se classait si mal pour l'évaluation internationale des niveaux scolaires.

C'était sa faute, occupé qu'il était par de multiples tâches de secours, s'il avait laissé un premier de classe sadiser un enfant juste un peu fragile.

Nous arrivions sur la plage de Villerville. Un vrai buffet nous attendait. Nous nous sommes promis à l'arrivée d'échanger nos numéros de téléphone. J'avais envie de profiter de la dernière étape pour être avec ma compagne, mes enfants, mes petits-enfants, mes amis.

Le soir en m'endormant, fatigué et heureux, je n'ai pu m'empêcher de repenser à ce gâchis, à cette litanie de plaintes. À aucun moment, cet homme honnête ne s'était vraiment demandé, sur le fond, ni ce qui dépendait de lui, ni la représentation qu'il se faisait de cette réalité professionnelle objectivement dégradée, mais décodée avec des yeux d'enfant. La réalité était objectivement très difficile à supporter. Il fallait militer pour améliorer. Mais il avait peu à peu oublié ses propres capacités saines de réaction. Il pensait la situation comme un enfant plaintif. Il s'estimait incapable de se faire respecter par les inspecteurs, la directrice, les parents d'élève. Il avait des excuses, mais de là à tout abandonner ! Il avait des ressources pour s'en sortir, repenser la situation, parvenir à une mise à distance, démêler le nœud du problème pour aboutir à une analyse apaisée…

J.-P. Le Bihan ne m'a jamais appelé.

Peut-être aurais-je dû faire le premier pas ?

Peut-on, dès l'enfance, prévenir certains risques ?

Dans son livre *Sauver la liberté d'expression*[11], la philosophe Monique Canto-Sperber écrit : « On peut tout dire sauf ce qui prive autrui d'accès à la parole. » Nous sommes des êtres de langage et c'est ce qui nous permet d'être au monde et de nous y épanouir en tant qu'individus. Or, trop d'adultes, pensant éduquer les enfants, les obligent à se taire, à ne plus oser poser de questions au sujet de ce qui leur est demandé, voire imposé. À l'extrême, il s'agit de dressage plus que d'éducation.

11. Monique Canto-Sperber, *Sauver la liberté d'expression*, Albin Michel, 2021.

Deux extrêmes s'opposent en ce domaine : une démission totale des adultes *versus* un autoritarisme aveugle.

Lorsque des enfants, sous la férule d'autorités interdictrices qui jugent et punissent sans commentaire, tentent de s'exprimer, leurs seules ressources sont de deux ordres : tout rejeter en devenant insoumis (avec les conséquences que nous connaissons) ou intérioriser un mécanisme délétère : si je n'y arrive pas, si je me suis trompé, c'est que je suis insuffisant, pas à la hauteur, incapable, c'est ma faute ! Chez l'enfant, « j'ai eu zéro » peut devenir « je suis zéro », créant une angoisse et un stress face à l'école qu'on ne peut que comprendre.

L'insuffisance et la culpabilité deviennent des axiomes. À chaque nouvelle punition, ou situation de conflit, le jeune active immanquablement la même analyse qui aggrave progressivement son manque de confiance en lui. Il n'est plus respectable…

Les interventions saines des adultes (parents, grands-parents, enseignants) visent au contraire à exfiltrer l'enfant de cette représentation factice de lui-même. Elles doivent lui permettre de désactiver les réflexes mentaux stéréotypés et de reprendre contact avec des images plus positives de lui-même : il a des ressources, il a le droit de penser autrement et de le dire, il a le droit de demander pourquoi ceci ou cela.

Protéger leur croissance, c'est avoir confiance en la capacité innée des êtres, c'est laisser l'enfant penser et sentir lui-même, en tenant compte des conseils. Entouré de valeurs positives qui sont nommées et appliquées, l'enfant repère, assez vite, les interdits en relation avec ce qui le met en danger. Libre dans sa tête et dans son corps, il expérimente. S'il échoue, s'il se trompe, l'adulte l'aide à comprendre ce qui s'est mal passé, il l'aide à réfléchir en lui évitant ainsi de se vivre incapable, mauvais. Le temps d'accompagnement permet également d'amadouer et d'intégrer la notion d'apprentissage. On ne sait pas du premier coup, mais c'est par la répétition, l'entraînement qu'on l'acquiert dans le temps. Manière aussi de dédramatiser la notion de frustration qui, aujourd'hui, amène de nombreux gamins en consultation.

Il n'y a pas de jugement absolu, définitif. Toute situation, aussi complexe soit-elle, s'analyse, se déplie, se commente. L'enfant repart, ragaillardi. Partager avec l'enfant cette étape d'analyse est la manière la plus immédiate de le respecter, de lui dire qu'il compte en tant qu'individu à part entière, et par là même de le sensibiliser au respect de lui-même. On ne conclut jamais hâtivement à la culpabilité, ni à la faute, ni à la responsabilité unique. Dans le cas où, objectivement, il y a eu faute, erreur, il faudra réparer, car tout n'est pas permis. Le dialogue désir-réalité extérieure, désir-loi va durer longtemps, des années. Dans un tel bain de langage et d'échanges, l'enfant découvre le droit essentiel de dénoncer ceux qui le maltraitent ou qui tentent d'abuser de lui.

Les « grands » le soutiennent dans ces tentatives souvent timides d'affirmer une position. Entendre ce que l'enfant a à dire ne signifie pas tout accepter dans les faits : les limites expliquées sont verbalisées. L'adulte doit être bienveillant, mais sans complaisance excessive : son rôle n'est pas de plaindre.

Pour intervenir ainsi, l'adulte doit avoir une vision confiante de la nature humaine, de sa capacité à l'équilibre et au maintien de ses propriétés vitales à un niveau constant.

S'il prend le temps, s'il se rend vraiment disponible, s'il a une écoute attentive, il va peu à peu familiariser l'enfant avec cet exercice de la pensée et lui faire prendre conscience qu'une lecture alternative des situations est possible. Françoise Dolto, avec qui j'ai travaillé un temps, me disait en désignant de la main la plinthe qui courait entre nos deux fauteuils : « Vous voyez, un enfant ça pousse là, le long du mur et un jour ça se redresse, et là il faut l'aider… »

Cette présence bienfaisante, avant l'âge adulte, est-elle capable d'inhiber pour le futur la réactualisation des processus d'obéissance aveugle, de soumission et de dévalorisation de soi ? Enfant, il a obtenu la confiance des « grands ». Adulte, il ne supportera pas d'être infantilisé par des règles imbéciles.

Peut-on en déduire que si Martine, Françoise et Valérie avaient été éduquées selon ces préceptes, elles auraient eu le réflexe, une fois adultes, de dire non plus vite, de poser des limites et de se protéger plus tôt ?

Difficile à affirmer, car l'analyse de ces parcours met en évidence aussi bien des facteurs individuels que des facteurs de groupe et de société.

Chez les adultes, l'ère MeToo a initié un mouvement global de révolte contre les abus. Aujourd'hui, chacune, chacun sait qu'il a le droit de dire NON, ou devrait le savoir. Et pourtant, dans la vie quotidienne la plupart d'entre nous sont soumis à trop d'exigences simultanées souvent contradictoires. Être hyperéactif, mais réfléchir en profondeur, tout caser dans sa journée mais ne pas déjeuner d'un simple sandwich – si seulement sandwich il y a ! Où mettre le curseur ? À partir de quel seuil professionnel ou familial un individu a-t-il la perception que ses besoins essentiels ne sont plus respectés ? C'est toute la difficulté, car cela dépend de chacun. Mais quelle que soit notre capacité de tolérance, à supporter, nous avons tous un point de rupture qu'il vaut mieux ne pas atteindre !

Freud affirmait que deux missions sont impossibles : éduquer les enfants et diriger les hommes. On peut en revanche faire le choix de placer l'humain, l'autre, au cœur de toute éducation et de tout management, et cela passe par le respect. De soi et de ceux qui nous entourent, quels qu'ils soient.

À l'évidence ces cinq personnes n'ont pas été respectées. Un médecin libéral, une direction dans l'industrie pharmaceutique, une cadre de soins à l'hôpital, autant de profils différents, ont commis les mêmes abus de pouvoir sur des personnes qu'ils ont fragilisées.

Aucune hiérarchie, depuis le sommet des organisations, n'a été capable de protéger des adultes saines, motivées et compétentes. L'idée même de la maltraitance, d'une quelconque prise de conscience, n'est même pas venue. Il n'existe pas vraiment de normes en ce domaine…

Personne autour d'elles ne s'est questionné sur le sens et la légitimité de ce qui était exigé. Les causes du dysfonctionnement étaient unilatéralement projetées sur elles. Éduquées, pour ne pas dire conditionnées à l'obéissance, aucune ne s'est révoltée.

Pour Martine et Françoise, des pressions familiales excessives étaient simultanément à l'œuvre.

Martine, l'assistante médicale, mère célibataire avec deux jeunes enfants, s'est laissée envahir.

Françoise, la DRH, plus habituée à ce type de problème, a consulté à temps.

Valérie, l'infirmière, est allée aux limites.

Le Bihan cherche un nouveau souffle.

Quant à Monsieur Louis, plus armé, plus habitué à l'exercice de l'autorité, il a su anticiper et se faire aider à temps selon une méthode qu'il a lui-même mise au point.

Les pièges du cerveau archaïque

Aux temps de leur naissance, Martine, Françoise, Valérie, Monsieur Louis et J.-P. Le Bihan allaient bien, comme heureusement la majorité des nouveau-nés. Comme l'ensemble des humains, ils étaient dotés d'une sorte de pile naturelle énergétique que la découverte du monde et la présence des adultes nourriciers rechargeaient au fil des jours et des nuits, des semaines et des mois. Au début, on peut supposer qu'ils ont été, dans un pur plaisir d'exister, dans une humanité simple qui les faisait sourire à la vie.

Leurs entourages ont plus ou moins bien encouragé leurs pulsions de découverte, favorisé leurs joies de faire, de jouer et de penser. Pour développer leurs compétences innées multiples, ils ont eu besoin de rencontrer d'autres « cerveaux » qui leur ont fait découvrir que les règles humaines diffèrent des lois de la nature. Enfants, ils ont appris qu'on peut crier à pleins poumons en forêt, mais qu'il faut moduler son ton à l'école et en ville. Oui, ce qui convient aux enfants diffère des exigences des parents et de la société des adultes.

Au cours de ces développements initiaux quelque peu enchantés, leurs humanités naissantes qui souriaient à la vie se sont, hélas ! chargées, comme chez tous les enfants, de peurs ou plus exactement de terreurs diverses scénarisées sans nuance et sans mots dans une part de cerveau archaïque qui malheureusement ne disparaît jamais tout à fait. Ce cerveau archaïque ou cerveau reptilien aurait un mode de transmission neuronal particulier de type « analogique ». Il est lié au comportement instinctif de survie de l'espèce. Il ne vérifie pas sa pensée, peut se tromper et pense en « tout ou rien » avec un excès d'inquiétude.

Dès lors, les cerveaux de Martine, Françoise, Valérie, Monsieur Louis ou J.-P. Le Bihan, quelle qu'ait été la qualité des soins et des éducations initiales, ont porté les stigmates des cruautés manichéennes, d'anéantissements féroces, de combats titanesques… qu'ils perdaient toujours, comme dans les cauchemars infantiles.

Les humains grandissent, vieillissent avec cette part d'équipement psychique. Lorsque je les ai rencontrés, chacun de ces individus était en perdition, leurs vies étaient en danger, mais ils étaient sains d'esprit. Au risque de la simplification, force est de reconnaître que des millions de femmes et d'hommes traversent des existences au cours desquelles il leur est impossible de se réaliser. Ils ne peuvent exploiter les richesses innées que leurs enfances contenaient. Les cinq héros dont j'ai relaté l'histoire, malgré de bonnes études, appartiennent à cette multitude hétéroclite.

Lorsqu'une organisation sociale déséquilibrée, associée à des managements absurdes, empêche des individus honnêtes et travailleurs de devenir eux-mêmes en ne les respectant pas, une unique exigence s'impose : se respecter soi-même !

Les engagements collectifs de résistance sont bien sûr complémentaires. Le stoïcisme vise à distinguer ce qui dépend de soi et ce qui échappe à soi.

Chacune de ces femmes, pour ne citer qu'elles, dans de « bons » métiers, subissait des conflits durables. Martine avec un médecin libéral obsédé par la réduction des coûts au sein d'un cabinet de groupe ; Françoise avec la direction internationale d'un laboratoire soumise aux objectifs irrationnels de rentabilité des actionnaires ; Valérie avec une surveillante générale hospitalière qui avait, sans doute par épuisement, renoncé à son éthique de soignante et s'était courbée devant les règles cyniques d'une gestion comptable de la santé.

Le point commun ? Ou plutôt les points communs ?

En toile de fond, un conflit de valeur frontal entre une certaine vision de l'argent et de la rentabilité à court terme au sein d'entreprises diverses et le projet de permettre à chaque citoyen de se réaliser tout en travaillant.

Dans nos sociétés industrialisées où l'objectif prioritaire est celui de la croissance économique, l'argent est devenu un objet fétiche, un certain mode de croyance dans une société progressivement pervertie. Les logiques de calcul, de production, de logistique conduisent à des économies, à une fuite en avant mortifère.

Faisons un rêve, imaginons que chacune, chacun, porté par des valeurs humaines fondatrices, soit capable, spontanément de prendre une certaine distance avec le chaos environnant, soit capable d'observer sereinement la situation, de réévaluer sa perception de la situation et de la rendre intelligible, puis devienne capable de se dégager de positions apparemment en impasse. Ce n'est qu'un rêve, l'aliénation est progressive et devant l'accumulation de difficultés de vie, chacun est naturellement soumis à des pensées négatives et à une remise en question péjorative de lui-même, il s'accuse d'être insuffisant.

L'adaptation est pour certains une ébauche de réponse, elle coûte souvent trop cher et n'apporte pas de vraie solution. La plasticité a des limites. Pour beaucoup, les valeurs sont « la » limite, valeurs héritées, construites, forgées, valeurs qui permettent de tenir un cap, de fixer des limites.

Nos cinq héros n'ont pu s'adapter davantage aux injonctions imposées, car leurs valeurs s'y opposaient. Accepter une médiocrité durable n'est pas un projet. Les « piles » ne s'y rechargent plus. Trop de petits et de grands dirigeants bercent d'illusions ceux qu'ils font travailler. La confrontation progressive à la réalité apprend à chacun à s'en libérer. La force de l'espoir est d'une autre nature.

Nietzsche écrivait : « Vive la société de ceux qui espèrent. » Spinoza disait que dans une société qui va bien, l'espoir domine la crainte. Si la crainte domine l'espoir, c'est que la société va mal.

Nos contemporains, André Comte-Sponville et Julia Kristeva pensent respectivement qu'il ne faut pas trop espérer, mais qu'il existe un grand besoin de croire. Pour ma part, je fais mienne la phrase de Scott Fitzgerald : « On devrait être capable de voir que les choses sont sans espoir et avoir cependant envie de les changer. »

Retrouver la croyance en soi est une phase décisive du processus de désaliénation. Ne plus adhérer aux constructions mentales anciennes, imprimées dans l'enfance, analyser les filtres déformants d'interprétation installés dans le cerveau, admettre que ce qui a été vrai et terrifiant dans le passé archaïque ne l'est plus aujourd'hui est possible. À condition d'être aidé, de le vouloir. À condition de n'être pas épuisé par des luttes trop longtemps mal conduites puisque influencées par des schémas obsolètes.

La permanence de schémas infantiles de soumission a failli coûter cher à nos héros.

L'aide qu'ils sont venus chercher à temps va les aider ou les a aidés à retrouver le respect d'eux-mêmes. À se réenvisager, se percevoir positivement comme des individus à part entière dotés d'une liberté de choisir, d'agir et de refuser.

La méthode était exigeante, mais ils ont su la partager. J'ai rappelé que, face à des peurs archaïques qui empêchent la lucidité, il s'agit de se débarrasser des constructions mentales de l'enfance… et de se faire aider, car la peur de la conflictualité est latente. Tout supérieur hiérarchique porte, plus ou moins, le costume de l'ogre !

Un temps de réflexion, d'analyse est nécessaire pour réévaluer la perception du rapport de force actuel qui régit notre société et le monde du travail. Tenir compte de la réalité hostile, ne pas la sous-estimer est indispensable. Il faut être attentif, lucide, ouvrir les yeux, ne pas se cramponner au passé, accepter les changements.

Face aux oppressions évidentes et insupportables subies par chacune de ces femmes et chacun de ces hommes, je les ai aidés à analyser sainement les situations. Et puis la suite – la libération, la liberté – est venue.

Il existe depuis l'enfance des capacités créatives pour inventer des solutions, faire émerger des alternatives crédibles, distinguer l'essentiel et le superflu.

Martine réévalue la conduite de sa vie… et se respecte.

Françoise avec l'aide d'un coach se réoriente… et se respecte.

Valérie n'exerce plus comme infirmière… et se respecte.

La trajectoire de Monsieur Louis a été différente, elle a été préventive ! Lorsqu'il a pris conscience du conflit éthique interne qui l'habitait (trop de fric d'un côté, pas assez de justice de l'autre), il est venu me voir. Il ne s'est pas livré vraiment, il n'a sollicité aucun conseil. Sans doute n'ai-je été qu'une sorte de fil virtuel de rappel lui permettant de descendre en lui-même, de se reconnecter. Cette reconversion tardive était presque impossible… pourtant il l'a faite. Il a su mobiliser sa pile, laisser libre cours à sa nature profonde, à des désirs oubliés d'adolescence.

Quant à mon ami Jean, qui ouvrait ce livre, c'est indirectement à lui que je dois de l'avoir écrit et à mes petits-enfants qui, dans ces temps bizarres, vont tenter de vivre.

Jean n'a jamais eu à se reconnecter à lui-même. Depuis son enfance dans le nord de la France, auprès d'un grand-père qu'il idolâtrait, il est en continu connecté au grand tout ! Son grand-père lui a appris le nom des fleurs, des oiseaux, des arbres et des étoiles.

Jean ne s'est éloigné de l'humus, des composts et des sables que pour découvrir les vents, les mots de Victor Hugo et de Jaurès.

Jean survit tant bien que mal parmi les hommes.

Il se nourrit ces derniers temps d'eau claire, de pain et d'amitié.

… À suivre

Flaubert écrivait que conclure était une ineptie, la formule s'applique tout particulièrement à cet essai.

Les quelques jours passés avec Jean dans les Cévennes m'ont décidé à écrire. Les rencontres avec Martine, Françoise, Valérie et Monsieur Louis m'ont permis de poursuivre une réflexion. Jean-Pierre Le Bihan est venu au dernier moment s'ajouter aux témoignages. Dans aucune de leurs situations, il ne s'agissait de souffrances sentimentales, mais d'adaptations difficiles à des modes d'existence. J'aurais pu les aider à supporter la pesanteur de l'inacceptable : j'ai fait un autre choix, celui de les aider à sortir d'une servitude endormie.

Il y a dix ans, j'aurais probablement médicalisé ces situations et prescrit d'emblée des antidépresseurs. J'aurais sans doute orienté vers des psychothérapies complémentaires, dans un second temps.

Aucun des protagonistes n'était prêt à prendre des médicaments : le rapport aux médicaments du cerveau s'est considérablement modifié.

Aucun n'exprimait le désir de s'engager dans une démarche personnelle ; et s'ils avaient essayé, cela n'avait pas eu l'effet escompté.

Le sous-texte commun de ces prises en charge, en tout cas celui que j'ai perçu, était plus immédiat : « Donnez-moi la force de retrouver mes forces, de ne plus subir. Je n'en peux plus d'être un objet corvéable à merci dans un environnement où ma parole ne sert à rien. Aidez-moi à retrouver le respect de moi-même. »

Pour chacune des personnes évoquées dans ce livre, j'ai le sentiment d'avoir encouragé, plus ou moins activement, une forme de révolte, puis d'avoir accompagné la réalisation de projets de vie… en reconstruction.

Ces récits concernent certes des individus isolés en difficulté de vivre, mais on assiste aujourd'hui à un mouvement de fuite et de révolte des fonctions aliénantes, en tant qu'elles oppriment les individus et les empêchent d'être libres, au profit de modèles et d'initiatives plus collectives. C'est ainsi que de jeunes diplômés refusent dès la sortie de plusieurs grandes écoles d'intégrer un système qu'ils jugent destructeur. Des polytechniciens, des ingénieurs agronomes, rejettent de hauts postes dans des milieux professionnels qu'ils jugent malsains, dénués de sens ou de morale.

Ce mouvement d'émancipation concerne tous les secteurs et tous les âges. Ces changements d'inconfort, de l'inconfort psychique à l'inconfort matériel, ne semblent plus concerner les plus fragiles, mais les plus déterminés à ne pas sacrifier leur vie. Il ne s'agit pas de renoncer à l'ambition comme certains le pensent, mais de changer d'ambition et de s'en donner les moyens.

Pour favoriser chacune de ces évolutions ou de ces ruptures, il m'a fallu tenir compte des adhérences. Les adultes ayant charge d'âmes, des responsabilités, des emprunts, doivent tenir compte des réalités avec l'environnement socio-économique. J'ai dû, moi aussi m'adapter : le discours dominant est, de fait, économique ! Je ne peux, pour mes patients, en aucun cas, oublier ces fils à la patte !

Le passage d'un capitalisme industriel à un capitalisme financier mondialisé, puis la digitalisation accélérée du monde et le réchauffement simultané de la planète ont modifié en profondeur « le vieux monde ».

Une forme d'instabilité et d'insécurité se généralise. Certains désignent des boucs émissaires... S'adapter est indispensable, mais pas à n'importe quel prix ! Plutôt que de renier ses valeurs, chacun pour évoluer doit être créatif avant que l'épuisement total ne le rende impuissant.

Depuis des siècles, les maîtres à penser proposent des voies diverses de sagesse. Savoir distinguer ce qui dépend de nous (Épictète). Ne pas remettre sa vie à demain (Georges Bataille). Faire la lumière en soi avant de vouloir changer le monde (Krishnamurti).

Faire la lumière en soi, c'est remonter vers ses racines vers sa vie archaïque, vers les schémas de pensée précoces de l'enfance, schémas encore inadaptés à la vie adulte et synonymes de possibles. La pensée de l'enfant, ses représentations peuvent être envahies par une négativité inanalysable. Il peut se vivre incapable, inexistant, nul, fou. La pensée adulte est capable avec le moins d'émotion possible d'analyser ses représentations actuelles et de les réévaluer. Aucun directeur, aucun supérieur hiérarchique, aucune autorité ne sont tout-puissants.

Contrairement à ce que l'on pourrait croire, se faire respecter est toujours possible, mais cela n'a rien d'intuitif ni d'inné, cela s'apprend.

La psychiatrie et la politique partagent peut-être une forme de définition : l'art du possible.

Supprimer le malheur est impossible, mais il ne faut jamais ni se résigner ni subir. J'ai aimé rappeler qu'il faut toujours se respecter.

Réduire (s'en affranchir, qui sait ?) le malheur inutile est possible.

Empêcher le monde de se défaire

Des mois se sont écoulés depuis que, après ma visite à Jean, j'ai décidé d'écrire *Le malheur inutile*. Mon ami qui n'est plus autonome a quitté le Hameau et vit dans un Ehpad. Poutine et les siens, après avoir tenté d'envahir l'Ukraine, se sont livrés aux pires exactions.

J'ai pensé que la priorité de lecture revenait à mon vieil ami. Alors, cet été, je suis descendu le voir. Depuis Montélimar un car, qui traverse les Cévennes, conduit aux Vans. Les paysages sont magnifiques, les arrêts nombreux. La climatisation fait oublier l'écrasante chaleur extérieure.

Ma voisine côté fenêtre me parle : elle a entendu mon bref coup de fil annonçant mon arrivée prochaine, me dit connaître de vue l'ami que je vais voir (sa propre mère a été admise, au milieu de l'hiver, dans le même établissement), depuis elle fait le voyage chaque mois. Elle me parle de la gentillesse des soignants, de la propreté des lieux, des pensionnaires pour la plupart très très mal en point, des portes de chambre toujours ouvertes. Elle me parle de son propre métier d'infirmière, nous nous présentons…

Une heure trente plus tard, Gabrielle m'annonce que nous allons passer juste devant l'établissement, mais sans nous arrêter : le chauffeur n'a pas le droit ! Mais une voiture attend Gabrielle aux Vans, elle va me conduire…

Gabrielle et moi arrivons à l'heure du goûter. Jean, pourtant prévenu de mon arrivée, somnole dans son fauteuil, en pyjama et en pantoufles.

Nous tombons dans les bras l'un de l'autre, je lui présente Gabrielle et lui raconte nos échanges dans le car.

Je retrouve le blanc de sa chevelure, le bleu de son regard… mais il a vieilli.

Le lendemain, grâce à l'extrême disponibilité et à la gentillesse de Gabrielle et de l'une de ses amies, nous allons passer une journée particulière, pleine de vie et de visites.

Visite à sa petite maison, qu'il n'habite plus, mais qu'il garde « pour l'instant », visite à des amis, à un autre Ehpad où il espère être bientôt admis (plus près de ses bases), visite à ses copains les boulangers du Hameau qui ont créé une boulangerie collective.

Gabrielle et son amie nous déposent à la boulangerie, elles passeront nous prendre pour un dîner au restaurant que j'ai tenté d'organiser à la va-vite.

L'atelier est une ruche et un bouquet d'odeurs magnifiques. Plus de vingt sortes de pains sortent chaque jour des fours. Jean est accueilli comme un roi.

Nous nous installons face à face, près de la porte ; un tête-à-tête est enfin possible. J'espérais nous installer dehors, mais une pluie drue s'est mise à tomber : je sais à présent ce qu'est un orage cévenol.

À l'abri, tranquille, je lui demande ce qu'il a pensé du texte que je lui ai laissé le veille au soir. Avoir son avis était l'un des buts du voyage... !

Il me dit avoir aimé ce que j'ai écrit, mais je ne sens aucun enthousiasme. Il n'a pas tout lu.

Je le sens capté par l'intensité des moments vécus, la chaleur des retrouvailles. Dans ce fournil nouveau, il est chez lui. Il est un vieil homme qui reprend contact avec lui-même, mais sait que cela ne va pas durer. Alors le livre... mes soucis éthiques de psychiatre parisien... Il est seulement très heureux de me retrouver et de me serrer dans ses bras, puisqu'il est encore vivant.

Le soir, il dîne de bon appétit avec quatre ou cinq vieux amis conviés pour l'occasion, avec Gabrielle et sa copine qui, en quelques heures, sont devenues de la famille.

Retour au bercail à 23 heures, il est épuisé... et heureux.

Le lendemain, repos.

Je n'aurais pas éprouvé le besoin d'écrire le bref récit de ces moments anecdotiques si une scène improbable n'était venue les clore. Il fallait, bien sûr, se dire au revoir, marquer d'une fin digne ces heures passées ensemble. Impossible d'écrire autrement qu'au présent. Nous sommes six sur une terrasse d'angle : la maman de Gabrielle, petite femme charmante, parfumée et permanentée, Gabrielle, son amie, un infirmier, Jean et moi. Sur la table, une bouteille de vin blanc, six verres, des olives noires et des morceaux de melon.

La chaleur est tombée, une douce torpeur envahit l'espace. Pas de conversation factice, une émotion partagée. Le regard de la vieille dame est ailleurs, vers le passé sans doute. Alors que nous trinquons au futur, sans trop y croire, j'insiste sur mon souhait que Jean soit stimulé : qu'il marche, bouge, écoute les informations, lise un journal…

Après un moment de silence, Gabrielle de sa voix retenue annonce que chaque jour sa maman reçoit un journal. Génial ! Oui, mais ce journal… c'est *L'Humanité*. Mon Jean, habituellement assez sourd, réagit à la seconde, à la seconde n'est pas une formule. « Vous savez, Madame, j'ai pris ma carte à 14 ans, et je ne l'ai rendue, la mort dans l'âme, qu'après Budapest. »

S'ensuit une longue intervention passionnée, documentée de mon ami Jean.

La vieille dame, étonnée, l'écoute attentivement et puis répond après un temps : « Oui, monsieur, j'y crois encore, parce qu'à mon âge, si je ne crois plus à ça, il ne me reste plus rien… »

Les quatre « jeunes » sidérés se taisent…

Cette rencontre, un soir d'été, entre deux vieillards au bout de leurs routes est bouleversante.

Ainsi, quelque part dans les Cévennes, vit encore la trace de ceux qui n'ont pas tout oublié de leur histoire : l'histoire ouvrière. La Glorieuse et la Tragique. Celle qui a permis à des millions de pauvres gens d'avoir un espoir, une fierté, un avenir de respect. Celle qui leur a donné à voir un avenir plus beau pour leurs enfants.

Cet espoir pour eux avait un nom, il s'appelait communisme. Ce mot disait le labeur et la peine, la simplicité et la droiture, la résistance et le dos droit sous le fardeau.

Mona Ozouf, découvrant Paris après son enfance bretonne, pour évoquer cette époque, d'une formule simple et précise, disait : « Dans ces communautés de l'après-guerre où des êtres humains merveilleux se retrouvaient, il était possible de dire NOUS. »

Nous nous sommes dit au revoir, nous embrassant, émus et embarrassés.

Le lendemain matin, dans le car, sur le chemin du retour, cette scène me poursuit, elle a accompagné ma nuit et ne me quitte pas.

J'ai été ému, je l'avoue, infiniment ému de voir mon vieux copain s'animer ainsi à l'évocation d'un monde où le mot « camarade » était un joli mot, où le travail était digne, respecté. Travailler avait une valeur, chacun s'employait à reconstruire un pays détruit par la guerre. Espérons que demain reconstruire l'Ukraine donne un sens aux vies professionnelles là-bas.

J'aime que Jean, perdu dans son Ehpad, loin de son jardin, de ses arbres et de ses fleurs, puisse maintenant partager avec une vieille dame des souvenirs d'espoir et la lecture d'un journal dont le titre était, en soi, une promesse.

Mais cela ne suffit pas. Je n'oublie ni les crimes de Staline, ni son antisémitisme, ni les peuples envahis.

La gauche qui m'intéresse, l'Humanité, qu'en tant que soignant et citoyen j'aimerais voir se dessiner, est d'une autre nature. Mes capacités critiques ne sont pas anesthésiées.

Les personnes dont je parle dans ce travail de réflexion sont les victimes d'un dérèglement consenti de règles humaines essentielles. Chacun sait que la force de travail est une plus-value à mieux répartir. La majorité perçoit la centralité de la morale, l'importance des valeurs de partage, les limites de l'individualisme.

Pour beaucoup de nos politiciens, l'avenir est demain, au mieux après-demain. Le court-termisme, la prochaine élection rendent impuissants les plus valeureux d'entre eux.

Construire le bonheur supposerait, dans une projection à vingt ou trente ans, un travail de grande, grande intelligence. Les chiffres ne détruisent pas les lettres.

Les penseurs et chercheurs de toutes disciplines mettraient en commun leur savoir pour empêcher la destruction d'un monde et les épidémies de dictature.

Voici quelques années, l'entrepreneur et informaticien (ex-directeur commercial de Google+), Mo Gawdat, a publié chez Larousse *La formule du bonheur*[12]. Son projet était de rendre un milliard de gens heureux en cinq ans. Si l'on suit ses écrits, le bonheur n'a rien à voir avec ce que le monde nous apporte, mais avec la façon dont on le perçoit. Il faut vivre l'instant présent.

Eckhart Tolle, enseignant spirituel, chantre du développement personnel, propose de même dans *Le pouvoir du moment présent*[13] de « transcender nos ego et d'accéder à des états de grâce, de légèreté et de bien-être ».

Ces stratégies confortables de survie ne sont pas individuellement inutiles ; tant s'en faut. Elles permettent à certains, en se ressourçant, de retrouver des forces pour livrer les combats de la réalité.

---

12. Mo Gawdat, *La formule du bonheur*, Larousse, 2018.
13. Eckhart Tolle, *Le pouvoir du moment présent*, J'ai lu, 2010.

Il est difficile pour le médecin que je suis de m'en contenter.

À Stockholm, dans son discours à l'occasion du prix Nobel de littérature, Albert Camus proposait, à défaut de pouvoir refaire le monde, d'empêcher au moins qu'il se défasse.

Il ne se contentait pas d'écrire, il agissait.

Remerciements

Je remercie Ollivier Pourriol qui m'a aidé à publier ce livre, Elsa Lafon, Catherine et Élisabeth Camus, Maïté Ferracci ;

Les amis qui m'ont encouragé à l'écrire et Isabelle qui a dactylographié le manuscrit ;

Brigitte Remy, ma compagne.

Du même auteur

Non-fiction

J'ai rendez-vous avec vous. Une psychanalyste et un psychiatre racontent, avec Monique Brémond, Seuil, 1993.

Guide des médicaments psy, avec le Dr Christian Gay, Livre de poche, 2001.

Je vais craquer ! Comprendre les déprimés, combattre la dépression, avec le Dr Henry Cuche, Flammarion, 2002.

Le Vidal de la santé psy. Le bon usage des médicaments psy, avec le Dr Christian Bauman, Vidal, 2004.

Du bon usage des psychotropes. Le médecin, le patient et le médicament, Albin Michel, 2005.

Vraies déprimés, fausses dépressions, avec Monique Brémond, Champs Flammarion, 2005.

Dépressions difficiles et dépressions résistantes. Optimisation des stratégies psychopharmacologiques, avec David Gourion, Elsevier Masson, 2013.

Dépression, la maladie du siècle, avec le CRED, Albin Michel, 2013.

Si votre psychothérapie n'avance pas…, avec le Dr Brigitte Remy, Albin Michel, 2015.

Fiction

Madame, c'est à vous que j'écris, Albin Michel, 1995.

Table des Matières

Préface 11
Introduction 15
Aider « autrement » 23
La mission impossible 49
« Trop, c'est trop » 61
Ne pas trahir ses valeurs 79
La note juste 95
Malaise dans l'Éducation 105
Peut-on, dès l'enfance, prévenir certains risques ? 121
Les pièges du cerveau archaïque 129
... À suivre 139
Empêcher le monde de se défaire 145
Remerciements 155
Du même auteur 157

Imprimé en France par
CPI Bussière
en mars 2023

Dépôt légal : mars 2023
N° d'impression : 2070506
ISBN : 978-2-7499-5361-8
LAF : 3361